U0222189

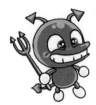

我的第一本
科学漫画书
儿童 **百问百答** 61

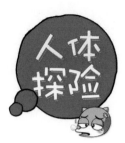

人体探险

图书在版编目（CIP）数据

人体探险 /（韩）权燦好文、图；王雨
婷译 . -- 南昌：二十一世纪出版社集团，2023.4
（儿童百问百答；61）
ISBN 978-7-5568-4963-5

Ⅰ.①人… Ⅱ.①权…②王… Ⅲ.①人体 - 儿童读物 Ⅳ.① R32-49

中国国家版本馆 CIP 数据核字（2023）第 014265 号

퀴즈！과학상식 – 몸속 탐험
Quiz Science Common Sense - Body Exploration
Copyright © 2006 by Kwon Chan Ho
Simplified Chinese translation copyright © 2023 by 21st Century Publishing Group
This translation was published by arrangement with Glsongi Publishing Company through
Carrot Korea Agency,Seoul.
All rights reserved.

版权合同登记号　14-2019-0017

我的第一本科学漫画书·儿童百问百答 61
人体探险
RENTI TANXIAN　　［韩］权燦好 / 文图　　王雨婷 / 译

出 版 人	刘凯军	
责任编辑	陈珊珊　聂韫慈	
美术编辑	陈思达	
版式设计	洪　梅　缪雪萍	
出版发行	二十一世纪出版社集团	
	（江西省南昌市子安路 75 号　330025）	
网　　址	www.21cccc.com	
承　　印	南昌市印刷十二厂有限公司	
开　　本	720 mm × 960 mm　1/16	
印　　张	12.5	
字　　数	153 千字	
版　　次	2023 年 4 月第 1 版	
印　　次	2023 年 4 月第 1 次印刷	
印　　数	1~30,000 册	
书　　号	ISBN 978-7-5568-4963-5	
定　　价	30.00 元	

赣版权登字 –04-2023-123　　　版权所有，侵权必究

购买本社图书，如有问题请联系我们：扫描封底二维码进入官方服务号。服务电话：0791-86512056（工作时间
可拨打）；服务邮箱：21sjcbs@21cccc.com。

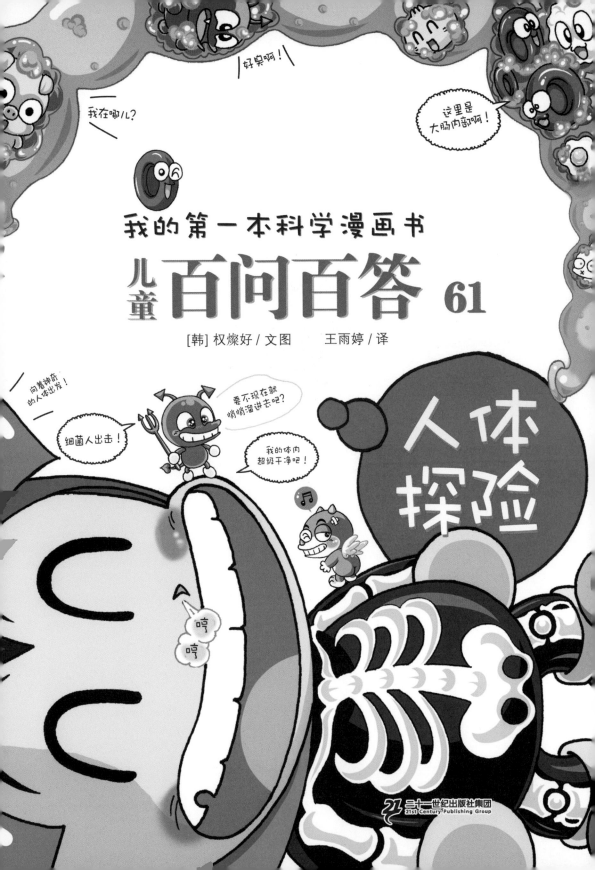

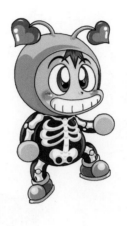

看趣味问答，进入妙趣横生的科学世界！

编辑部的话

　　科学是人类认识世界、改造世界的工具。我们可以利用科学去了解世界的基本规律和原理。随着人类文明的发展，科技突飞猛进，很多人们过去不了解的事情都慢慢得到答案。这就是科学的力量。当然，这必须感谢一代又一代的科学家的不懈努力，是他们引领我们获取科学知识，告诉我们怎样去探索世界。科学探索，首先要具备丰富的知识、敏锐的观察力；其次还需要好学上进的探索精神；最后，还需要一点点好奇心，当你开始去问"为什么"的时候，可能就是你探索世界的开始。

　　在我们的生活中，一个个奇怪又有趣的日常小问题看似简单，其中却常常隐藏着并不简单的科学原理。只要稍微留心一下平时那些容易忽视的事物，我们可能就会得到新的收获。

　　本书以"百问百答"的形式，提出了许多有趣的科学问题，从科学的角度为孩子们普及天文、地理、数学、物理、化学、生物学等学科知识，展示出一个丰富多彩的科学世界。这套书不仅能充分调动孩子们的好奇心，还能鼓励孩子们勇敢探索，培养孩子们的科学精神。好了，现在就让我们跟着书里的小主人公，一起走进广阔的科学世界，去感受科学的奇妙吧！

二十一世纪出版社集团
"儿童百问百答"编辑部

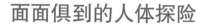

面面俱到的人体探险

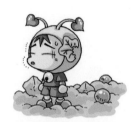

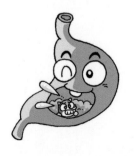

关于人体的点点滴滴

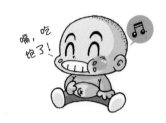

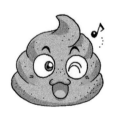

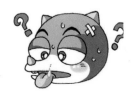

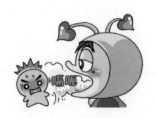

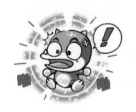

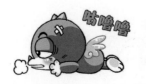

出场人物

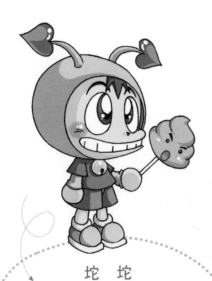

坨坨

好奇心旺盛的淘气鬼。只要是自己想要了解的东西，就会坚持不懈地研究下去。观察能力很强，但有的时候会聪明反被聪明误。

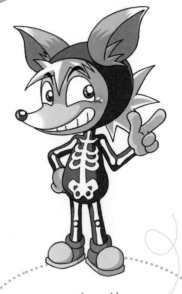

杰特

自认为是地球上仅存的一只九尾狐。虽然经常被坨坨和鹏鹏捉弄，但却"屡败屡战"，总想和他们较量。他拥有一颗吸收了人间精气的宝珠。

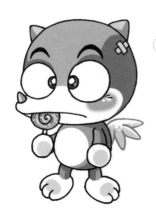

鹏鹏

某天，一个神秘的蛋从天而降，掉落在了彩虹村庄，鹏鹏破壳而出。身为不明生物体的他，虽然总是和坨坨互不相让，但其实打心眼儿里非常喜欢坨坨。他拥有多种超能力，但大多都毫无用处。

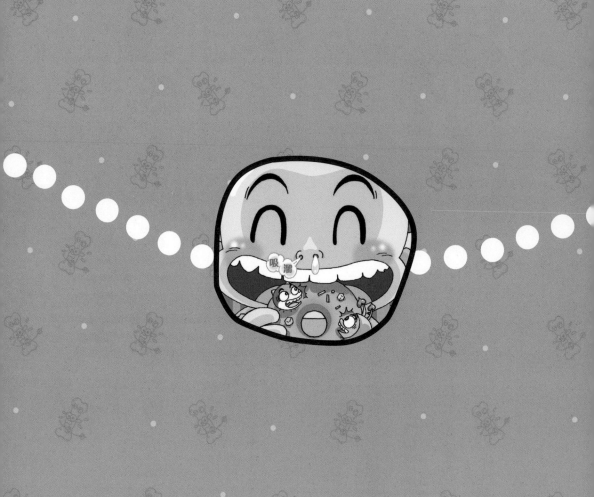

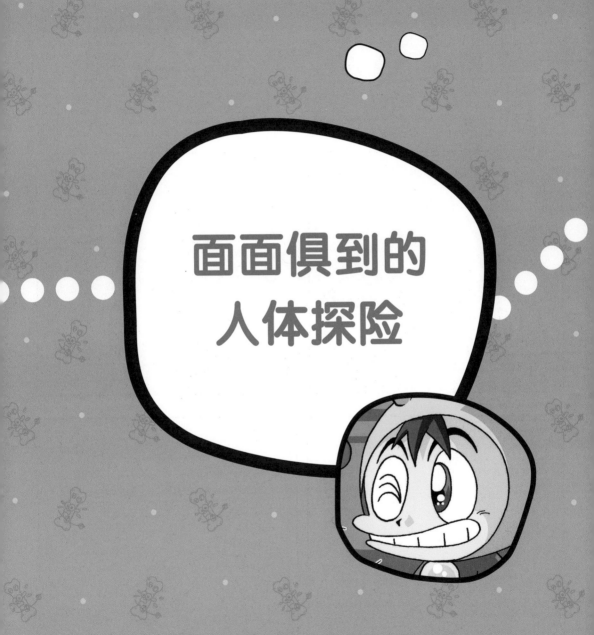

什么器官可以感知味道？

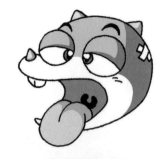

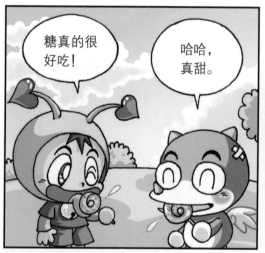

糖真的很好吃！

哈哈，真甜。

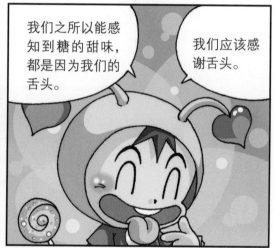

我们之所以能感知到糖的甜味，都是因为我们的舌头。

我们应该感谢舌头。

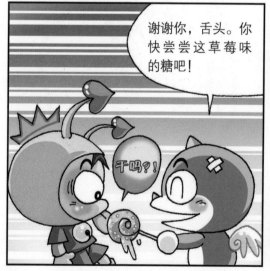

谢谢你，舌头。你快尝尝这草莓味的糖吧！

干吗?!

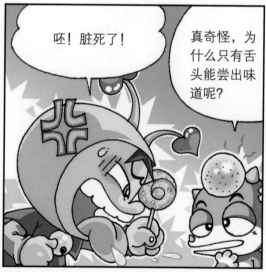

呸！脏死了！

真奇怪，为什么只有舌头能尝出味道呢？

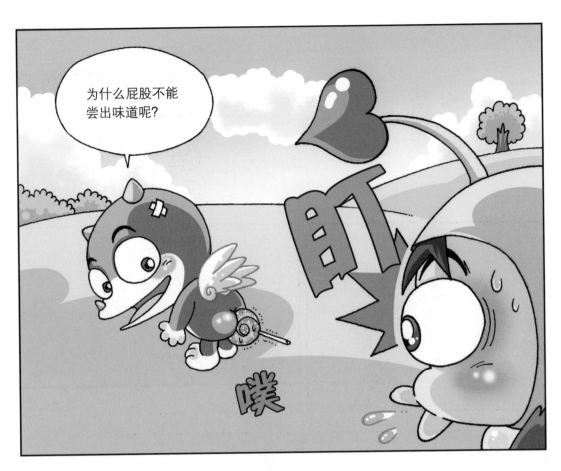

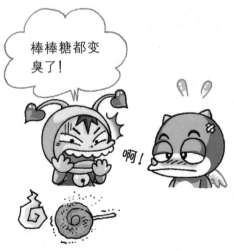

我们舌头的表面布满了像小米粒一样突起的舌乳头。舌乳头中有着被称为"味蕾"的味觉感受器，它是感受食物味道最重要的部分。味蕾由味觉细胞和支持细胞组成。舌头不同的部位所能感知的味道也不同。舌头可以尝出酸、甜、苦、咸等多种味道。

舌头是如何感受味道的？

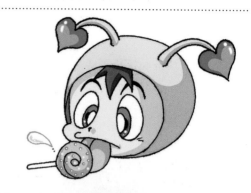

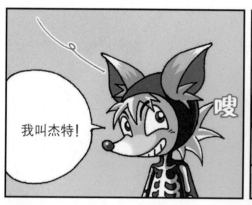

我叫杰特！

嗖

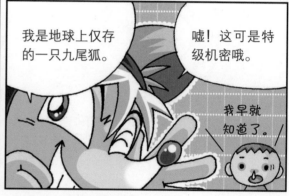

我是地球上仅存的一只九尾狐。

嘘！这可是特级机密哦。

我早就知道了。

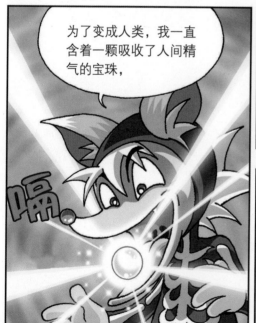

为了变成人类，我一直含着一颗吸收了人间精气的宝珠，

嗝

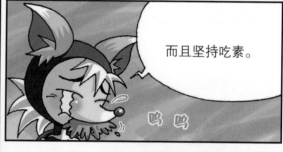

而且坚持吃素。

呜呜

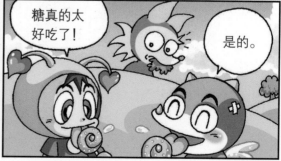

糖真的太好吃了！

是的。

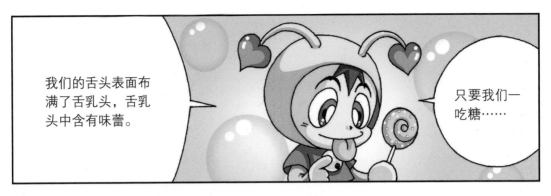

我们的舌头表面布满了舌乳头，舌乳头中含有味蕾。

只要我们一吃糖……

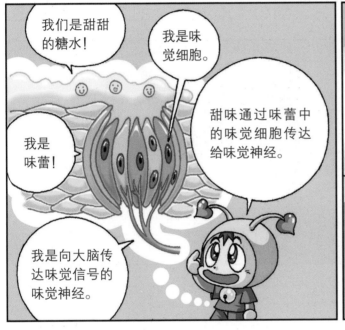

我们是甜甜的糖水！

我是味觉细胞。

我是味蕾！

甜味通过味蕾中的味觉细胞传达给味觉神经。

我是向大脑传达味觉信号的味觉神经。

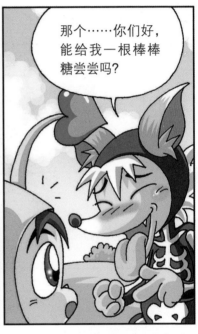

那个……你们好，能给我一根棒棒糖尝尝吗？

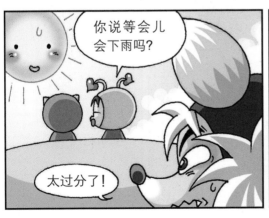

你说等会儿会下雨吗？

太过分了！

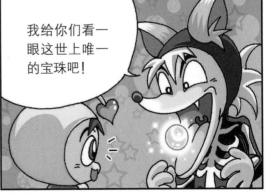

我给你们看一眼这世上唯一的宝珠吧！

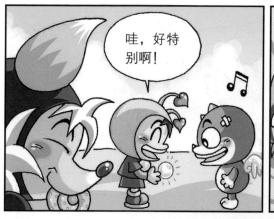

哇，好特别啊！

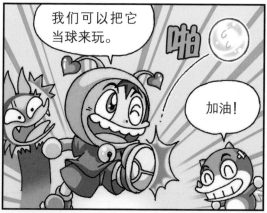

我们可以把它当球来玩。

加油！

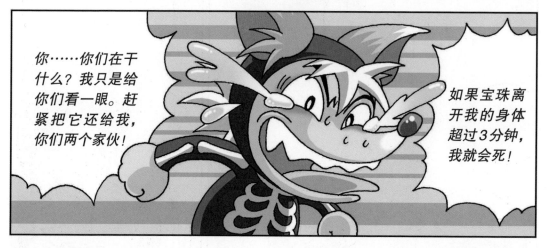

你……你们在干什么？我只是给你们看一眼。赶紧把它还给我，你们两个家伙！

如果宝珠离开我的身体超过3分钟，我就会死！

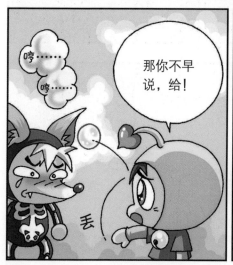

哼……

哼……

那你不早说，给！

丢

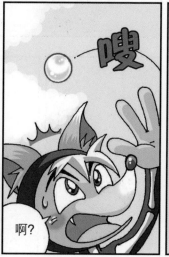

嗖

啊？

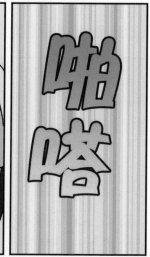

啪嗒

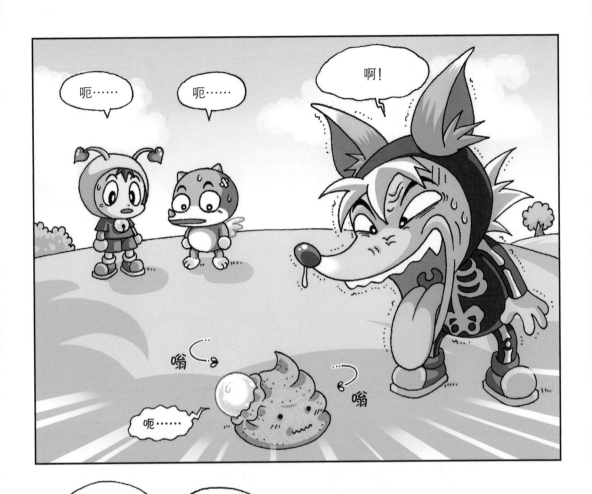

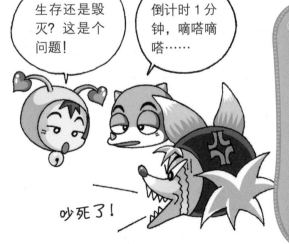

食物接触到味蕾后，就会刺激味蕾中的味觉细胞，然后再通过味觉神经将味道传达至大脑，使大脑感知食物的味道。舌头主要由骨骼肌构成，可以自由活动。正是因为这个，人们在说话的时候才可以准确地发音。不仅如此，因为舌头肌肉灵活，所以当食物进入口腔后，可以更好地被咀嚼并充分地与唾液混合进入食管。

面面俱到的人体探险

舌头为什么没有感知辣味的部位呢？

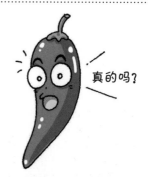

真的吗？

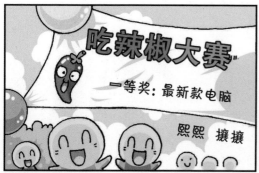

吃辣椒大赛
一等奖：最新款电脑
熙熙 攘攘

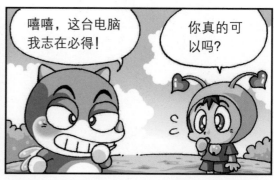

嘻嘻，这台电脑我志在必得！

你真的可以吗？

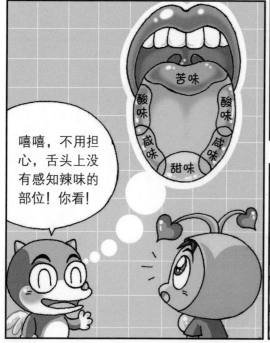

苦味
酸味 酸味
咸味 咸味
甜味

嘻嘻，不用担心，舌头上没有感知辣味的部位！你看！

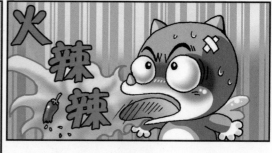

火辣辣

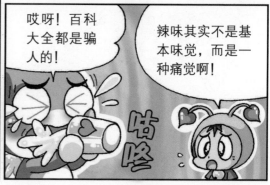

哎呀！百科大全都是骗人的！

辣味其实不是基本味觉，而是一种痛觉啊！

咕咚

吃涩柿子大赛

一等奖：最新款游戏机

二等奖：糖烧饼 10 个

这次我真的有信心。哈哈！

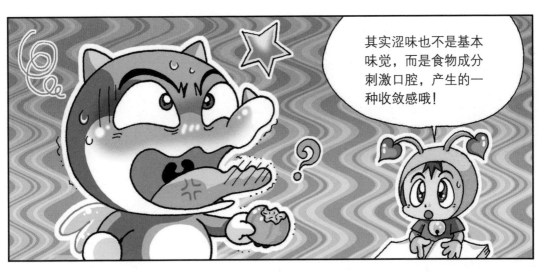

其实涩味也不是基本味觉，而是食物成分刺激口腔，产生的一种收敛感哦！

这是给倒数第一名的鼓励奖——一箱涩柿子。

呃……

希望你再接再厉哦！

奖品

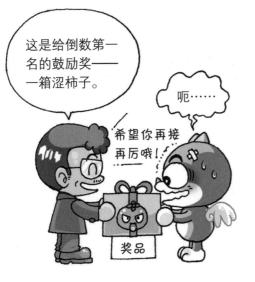

味蕾中的味觉细胞可以辨别甜、苦、酸、咸、鲜这 5 种味道，但味觉细胞无法感知到辣和涩。其实我们通常说的辣和涩不是味道，而是舌头与口腔内的黏膜所感知到的某种感觉。辣不是味觉，是舌头感知到的一种痛觉刺激；而涩是有关化学物质刺激口腔触觉神经末梢令舌头感知到的一种收敛感。

可以通过气味来感知味道吗？

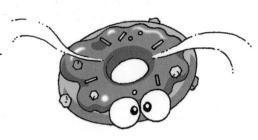

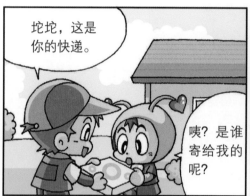

坨坨，这是你的快递。

咦？是谁寄给我的呢？

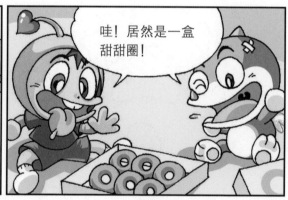

哇！居然是一盒甜甜圈！

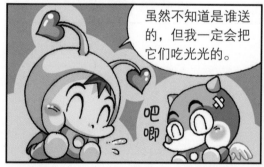

虽然不知道是谁送的，但我一定会把它们吃光光的。

吧唧

砰

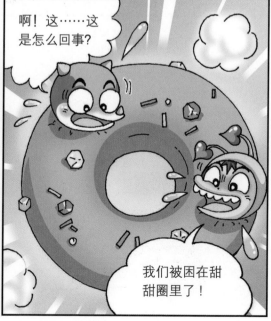

啊！这……这是怎么回事？

我们被困在甜甜圈里了！

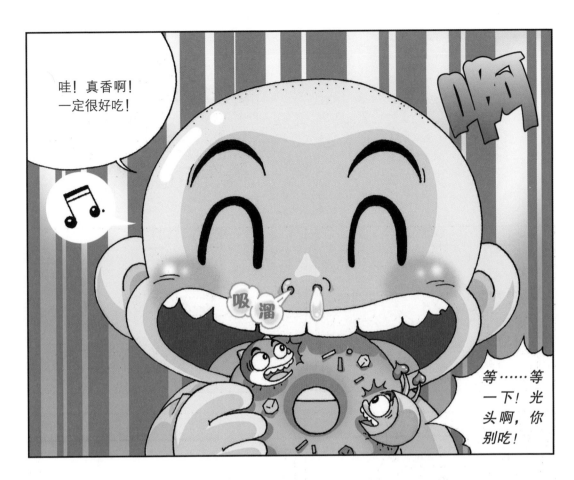

哇！真香啊！一定很好吃！

啊

等……等一下！光头啊，你别吃！

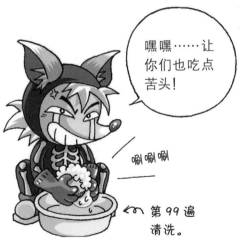

嘿嘿……让你们也吃点苦头！

唰唰唰

第99遍清洗。

我们在感知食物味道的时候，有一个很重要的因素——气味。食物的气味会以小分子颗粒的状态在空气中扩散，并进入鼻腔中刺激嗅觉细胞。嗅觉细胞被气味分子刺激后，通过嗅觉神经传达至大脑中枢，使大脑感知到食物的味道。人们感冒时鼻腔堵塞，导致外界气味分子不能被嗅觉细胞感知，人们就无法像平时一样闻到食物的味道。

面面俱到的人体探险

嘴巴和鼻子是相连的吗?

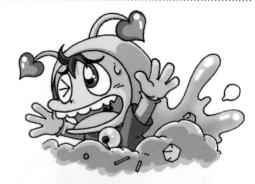

啊啊! 我们真的在光头的嘴巴里。

我们不会和甜甜圈一起被消化了吧?

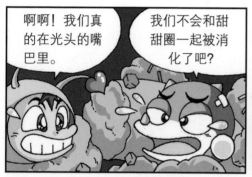

啊! 这又是哪儿来的洪水?

这是唾液腺感知到了食物的进入, 分泌出了大量唾液。

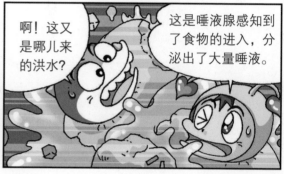

咕噜

快闪开! 光头要开始咀嚼了。

牙齿正在将甜甜圈咬碎成小块, 让它能进入食管。

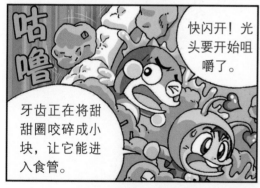

嗯! 鼻子和嘴巴其实是连在一起的。当我们用鼻子吸气的时候, 空气会通过咽喉到达气管和支气管。

哈哈! 我们真的一路来到了鼻孔呢。

空气

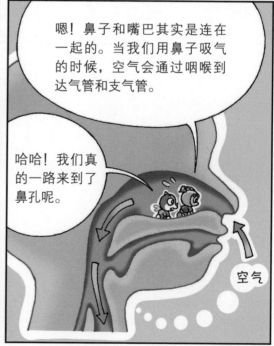

我们赶紧通过咽喉逃到鼻子里去吧!

鼻子?

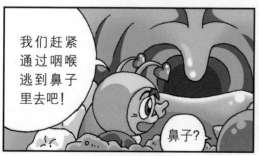

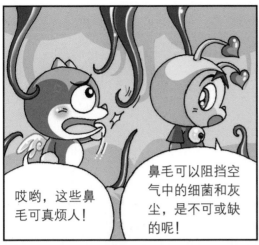

哎哟，这些鼻毛可真烦人！

鼻毛可以阻挡空气中的细菌和灰尘，是不可或缺的呢！

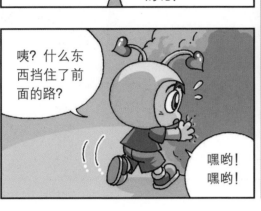

咦？什么东西挡住了前面的路？

嘿哟！嘿哟！

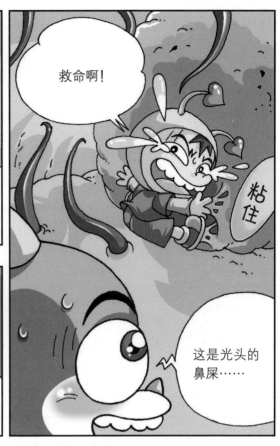

救命啊！

粘住

这是光头的鼻屎……

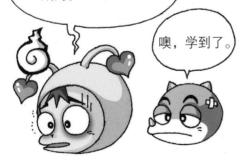

鼻屎是鼻腔分泌物和外部灰尘凝固而成的。

噢，学到了。

当食物进入口腔后，会通过食管进入胃。当空气进入鼻腔后，会经过呼吸道进入肺。口腔和鼻腔是分开的两个腔，但是它们通过共同的腔连通，即咽腔。有时我们用嘴巴喝的水会通过鼻子流出来；当食物落入下呼吸道，则会通过鼻子被咳出来。这些都是口腔和鼻腔连接在一起的证据。

龋齿为什么会引起牙疼?

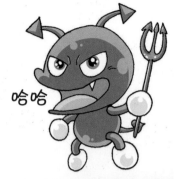

哈哈

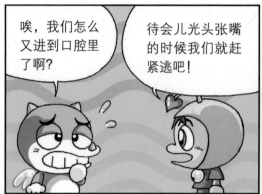

唉,我们怎么又进到口腔里了啊?

待会儿光头张嘴的时候我们就赶紧逃吧!

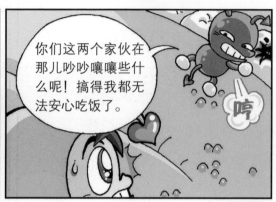

你们这两个家伙在那儿吵吵嚷嚷些什么呢!搞得我都无法安心吃饭了。

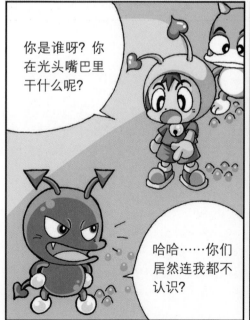

你是谁呀?你在光头嘴巴里干什么呢?

哈哈……你们居然连我都不认识?

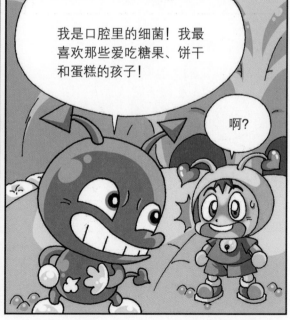

我是口腔里的细菌!我最喜欢那些爱吃糖果、饼干和蛋糕的孩子!

啊?

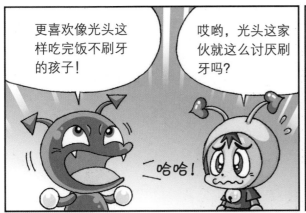

更喜欢像光头这样吃完饭不刷牙的孩子！

哎哟，光头这家伙就这么讨厌刷牙吗？

—哈哈！

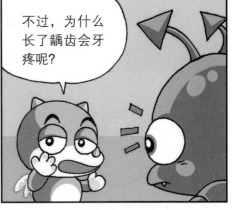

不过，为什么长了龋齿会牙疼呢？

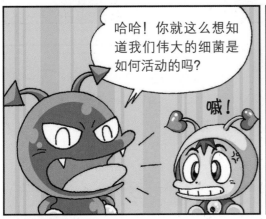

哈哈！你就这么想知道我们伟大的细菌是如何活动的吗？

喊！

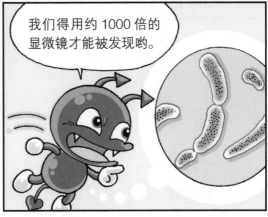

我们得用约 1000 倍的显微镜才能被发现哟。

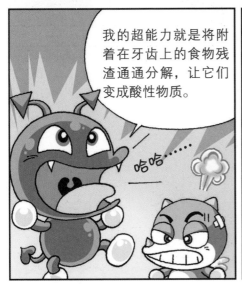

我的超能力就是将附着在牙齿上的食物残渣通通分解，让它们变成酸性物质。

哈哈……

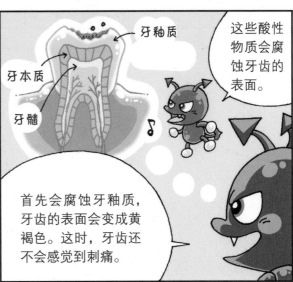

牙釉质

牙本质

牙髓

这些酸性物质会腐蚀牙齿的表面。

首先会腐蚀牙釉质，牙齿的表面会变成黄褐色。这时，牙齿还不会感觉到刺痛。

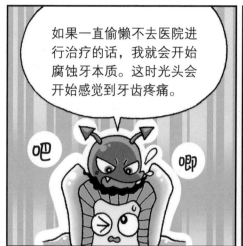

如果一直偷懒不去医院进行治疗的话，我就会开始腐蚀牙本质。这时光头会开始感觉到牙齿疼痛。

吧

卿

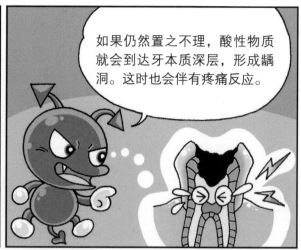

如果仍然置之不理，酸性物质就会到达牙本质深层，形成龋洞。这时也会伴有疼痛反应。

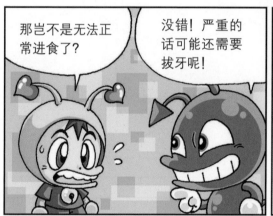

那岂不是无法正常进食了？

没错！严重的话可能还需要拔牙呢！

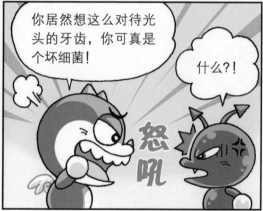

你居然想这么对待光头的牙齿，你可真是个坏细菌！

什么？！

怒吼

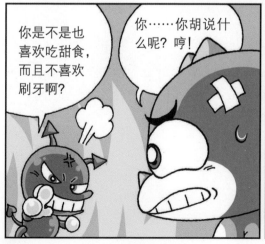

你是不是也喜欢吃甜食，而且不喜欢刷牙啊？

你……你胡说什么呢？哼！

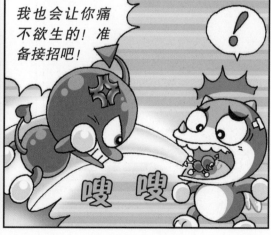

我也会让你痛不欲生的！准备接招吧！

！

嗖

嗖

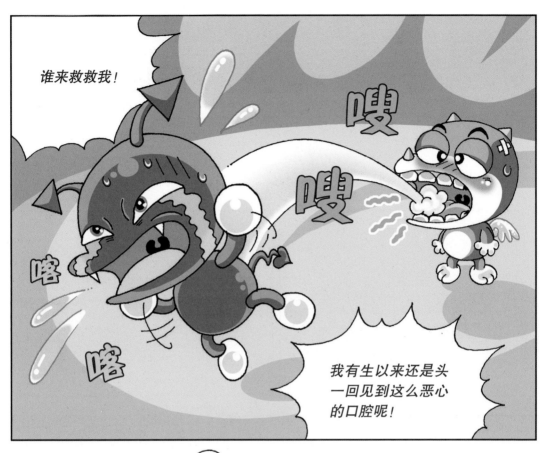

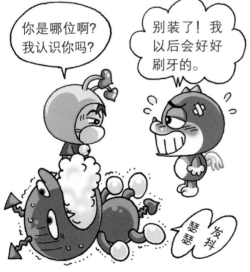

牙齿是我们身体中最坚硬的器官，它可以粉碎食物。露在牙龈外部的牙本质被坚硬的牙釉质包裹。牙本质包裹着由结缔组织、神经和血管等共同构成的牙髓。牙髓内含有丰富的感觉神经末梢，一旦龋齿侵入牙髓，将引起牙髓炎，导致牙齿出现剧烈的疼痛。

食管是做什么"工作"的？

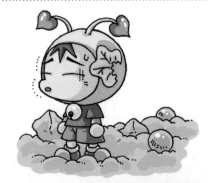

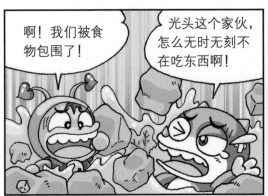

啊！我们被食物包围了！

光头这个家伙，怎么无时无刻不在吃东西啊！

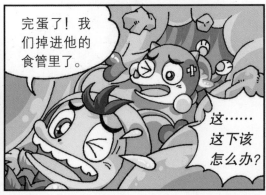

完蛋了！我们掉进他的食管里了。

这……这下该怎么办？

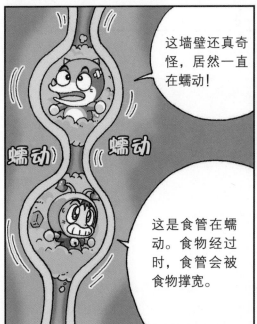

这墙壁还真奇怪，居然一直在蠕动！

蠕动　蠕动

这是食管在蠕动。食物经过时，食管会被食物撑宽。

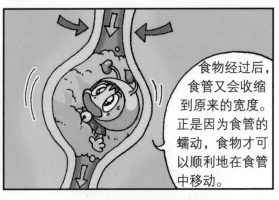

食物经过后，食管又会收缩到原来的宽度。正是因为食管的蠕动，食物才可以顺利地在食管中移动。

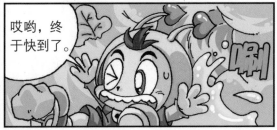

哎哟，终于快到了。

唰

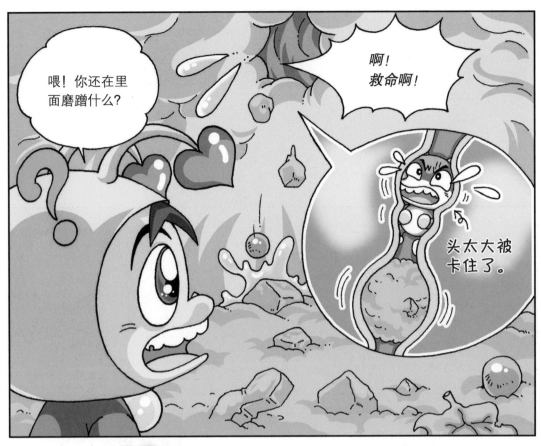

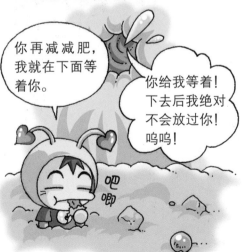

食管是消化管各部中最狭窄的器官，不工作的时候是关闭着的，当食物进入后就会自动打开。食管的内壁十分光滑，可以帮助食物更好地移动。食管在食物经过时会变宽，当食物经过后会自动收缩。食管肌肉的收缩，可以让食物向下移动，这就是食管的蠕动。

人可以没有胃吗？

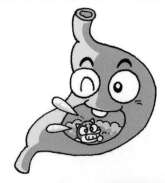

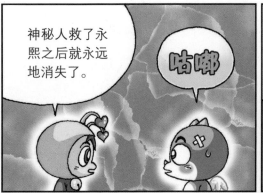

神秘人救了永熙之后就永远地消失了。

咕嘟

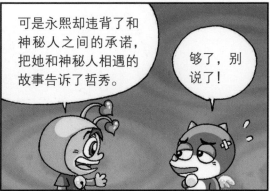

可是永熙却违背了和神秘人之间的承诺，把她和神秘人相遇的故事告诉了哲秀。

够了，别说了！

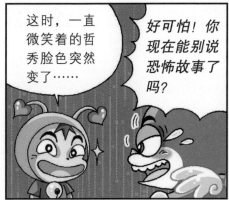

这时，一直微笑着的哲秀脸色突然变了……

好可怕！你现在能别说恐怖故事了吗？

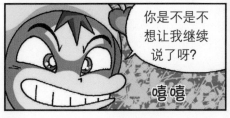

你是不是不想让我继续说了呀？

嘻嘻

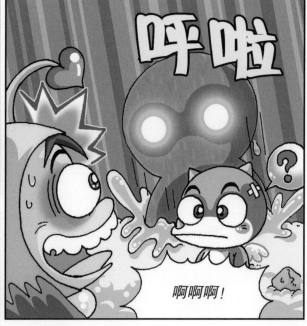

呼啦

啊啊啊！

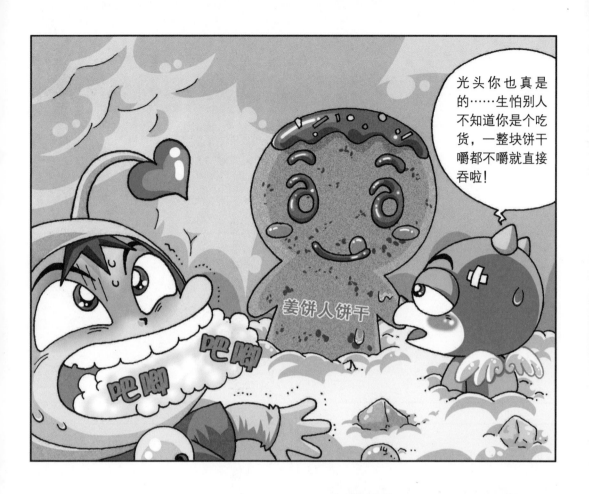

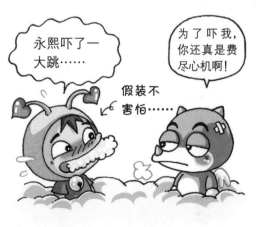

胃是人体的消化器官。胃里的胃液会跟食物进行混合，然后将食物分解成像粥一样的糊状物。在胃里消化的食物会一点点地通过十二指肠到达小肠和大肠中，最终食物中的营养成分被消化吸收，食物残渣则形成粪便，被排出体外。由于胃几乎没有吸收作用，所以如果胃发生了严重的病变，可以切除。但切除后，患者食用的食物的种类和量都需要严格控制。

胃是如何消化食物的?

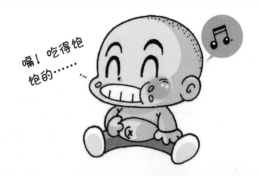

嗝！吃得饱饱的……

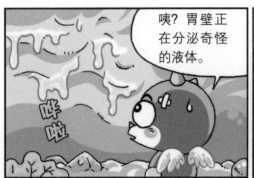

咦？胃壁正在分泌奇怪的液体。

哗啦

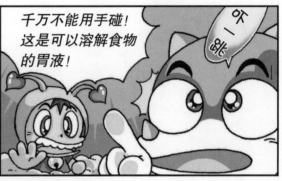

千万不能用手碰！这是可以溶解食物的胃液！

吓一跳

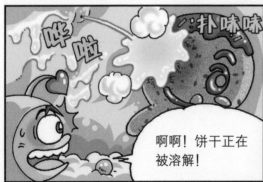

哗啦

扑味味

啊啊！饼干正在被溶解！

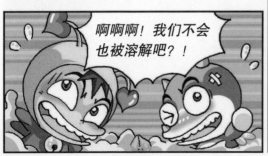

啊啊啊！我们不会也被溶解吧？！

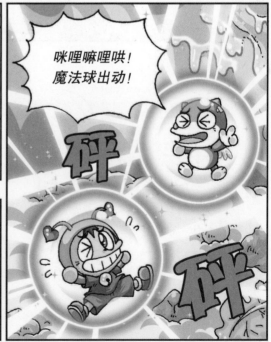

咪哩嘛哩哄！魔法球出动！

砰

砰

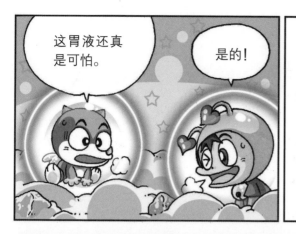

这胃液还真是可怕。

是的！

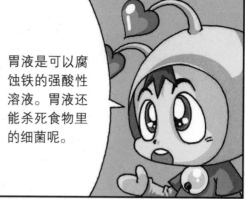

胃液是可以腐蚀铁的强酸性溶液。胃液还能杀死食物里的细菌呢。

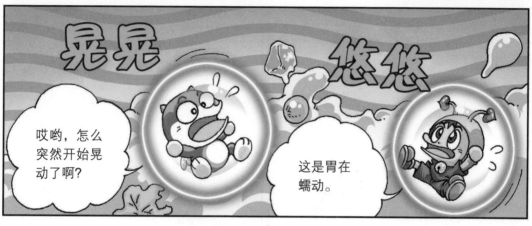

晃晃

悠悠

哎哟，怎么突然开始晃动了啊？

这是胃在蠕动。

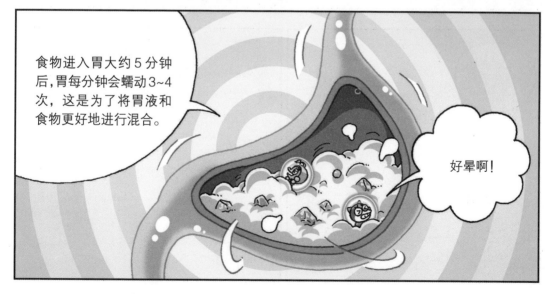

食物进入胃大约5分钟后，胃每分钟会蠕动3~4次，这是为了将胃液和食物更好地进行混合。

好晕啊！

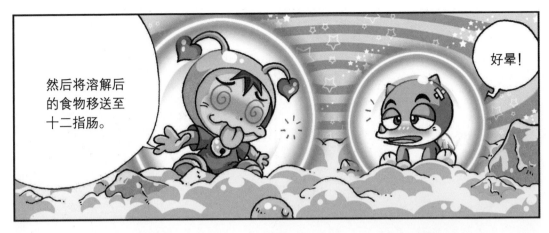

然后将溶解后的食物移送至十二指肠。

好晕!

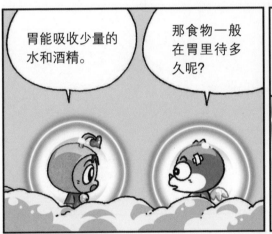

胃能吸收少量的水和酒精。

那食物一般在胃里待多久呢?

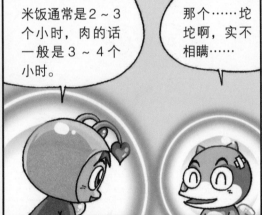

米饭通常是2~3个小时,肉的话一般是3~4个小时。

那个……坨坨啊,实不相瞒……

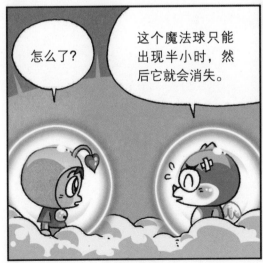

怎么了?

这个魔法球只能出现半小时,然后它就会消失。

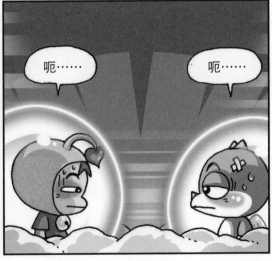

呃……

呃……

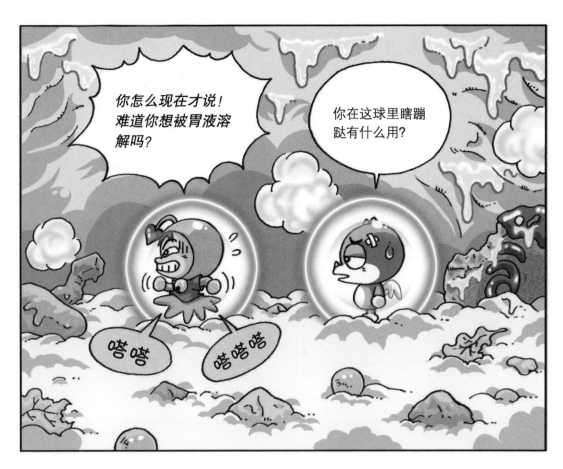

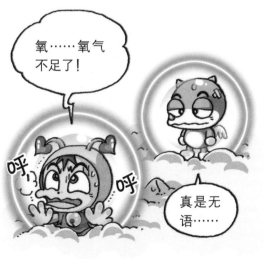

胃液是一种可以将食物溶解，帮助食物消化的强酸性溶液。胃液主要由盐酸、胃蛋白酶原、黏液等构成。胃液里的盐酸又称为胃酸，可以杀死食物里的细菌，还可以将胃蛋白酶原变成胃蛋白酶，而胃蛋白酶可以水解蛋白质。胃每分钟会蠕动3~4次，将胃液和食物更好地进行混合，这就是"胃蠕动"。

在胃里被分解的食物会去哪里？

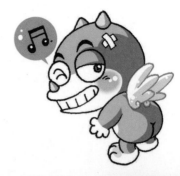

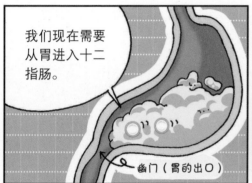

我们现在需要从胃进入十二指肠。

幽门（胃的出口）

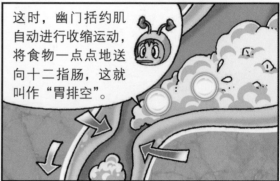

这时，幽门括约肌自动进行收缩运动，将食物一点点地送向十二指肠，这就叫作"胃排空"。

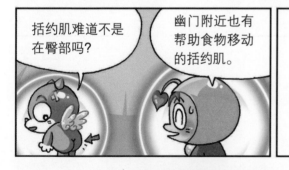

括约肌难道不是在臀部吗？

幽门附近也有帮助食物移动的括约肌。

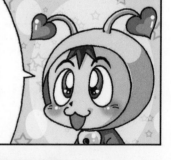

幽门括约肌可以延缓胃内容物排空和防止肠内容物逆流至胃。

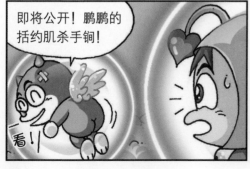

即将公开！鹏鹏的括约肌杀手锏！

看！

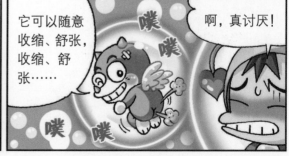

它可以随意收缩、舒张，收缩、舒张……

啊，真讨厌！

噗噗噗噗

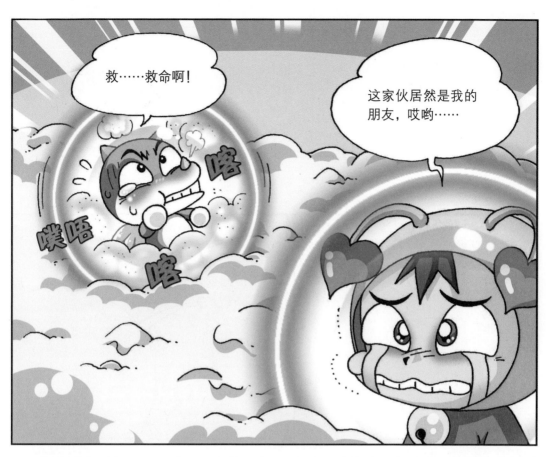

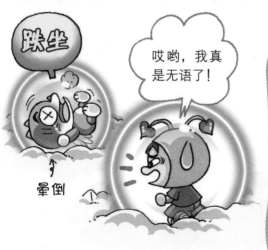

在胃里被分解的食物会通过幽门进入十二指肠。这时，幽门括约肌会进行收缩运动，将食物一点点地送往十二指肠，这在医学上被称为"胃排空"。幽门括约肌能限制每次胃蠕动排出的食物量。消化道括约肌分布在食管和胃、胃和小肠、回肠和盲肠，以及直肠和肛门之间。

面面俱到的人体探险

什么是十二指肠？

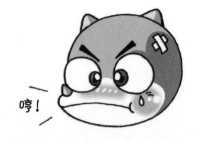

哼！

十二指肠是介于胃与空肠之间的一个消化器官。

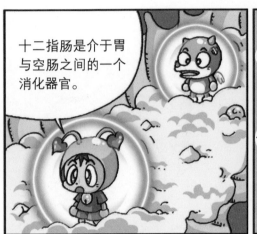

胆囊

胰

十二指肠

小肠

胆汁和胰液会通过这个小孔喷射到十二指肠中。

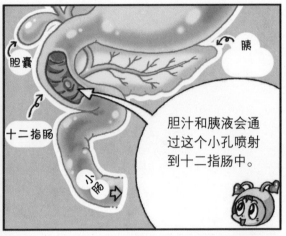

哎哟！是这里吧？

哗 啦

没错，胆汁和胰液也是类似于唾液和胃液的消化液。

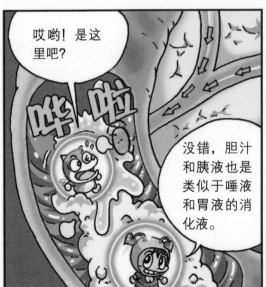

嘻嘻，十二指肠这个名字好奇怪啊，听起来像道数学题。

哈哈，你的名字明明更奇怪，叫什么鹏鹏啊！

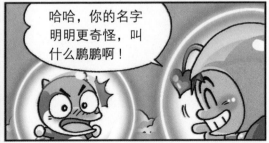

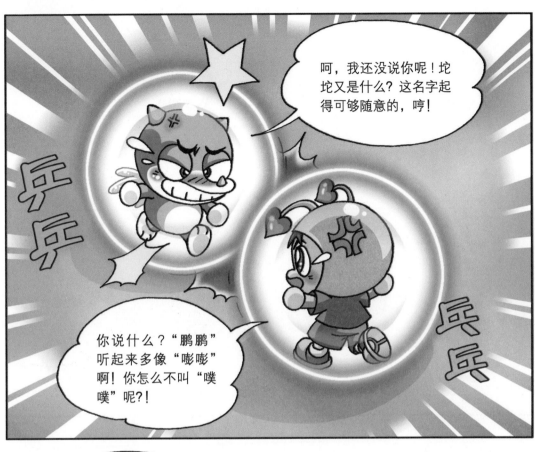

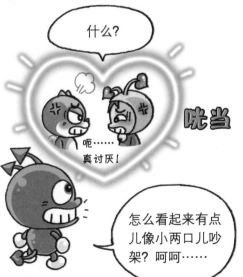

十二指肠是小肠的起始部分，其顶端与胃相连，由于相当于十二个横指并列的长度而得名。但十二指肠的实际长度更长，约25厘米。十二指肠还与胆囊和肝、胰相连。具有消化功能的胆汁和胰液会通过十二指肠大乳头进入到十二指肠中，帮助食物消化。

小肠有多长？

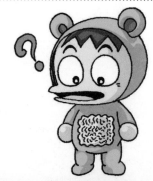

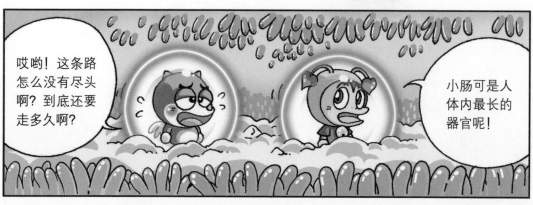

哎哟！这条路怎么没有尽头啊？到底还要走多久啊？

小肠可是人体内最长的器官呢！

通常成人的小肠长度为 5~7 米。

哇！我们的身体里居然有这么长的器官？

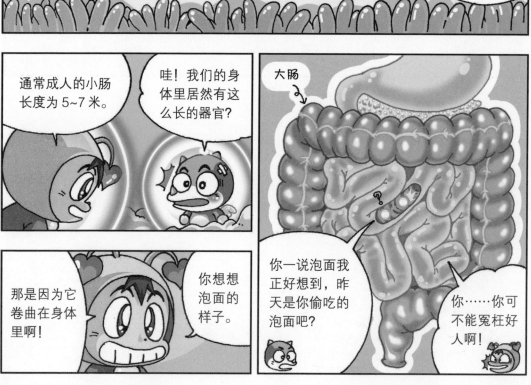

大肠

那是因为它卷曲在身体里啊！

你想想泡面的样子。

你一说泡面我正好想到，昨天是你偷吃的泡面吧？

你……你可不能冤枉好人啊！

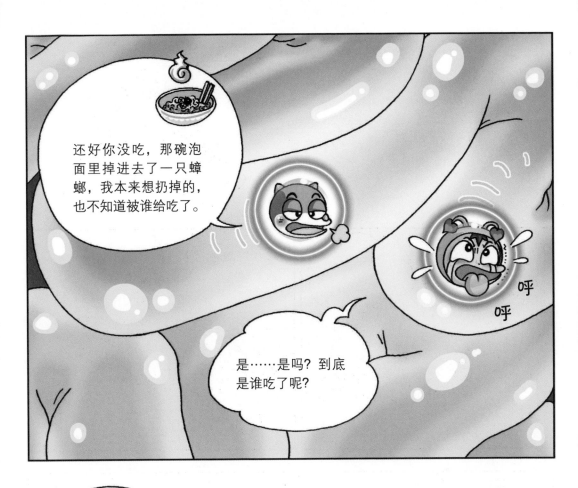

还好你没吃，那碗泡面里掉进去了一只蟑螂，我本来想扔掉的，也不知道被谁给吃了。

是……是吗？到底是谁吃了呢？

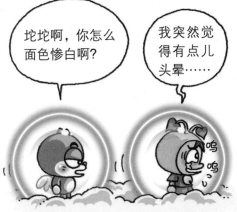

坨坨啊，你怎么面色惨白啊？

我突然觉得有点儿头晕……

食物在经过小肠时会被分解得更小，其中的营养成分会通过小肠的肠壁吸收。小肠内壁接触食物的面积很大，其表面的环形皱襞可以舒张和收缩，以增加吸收食物营养成分的效果。通常成人小肠的长度为5~7米，之所以小肠是人体最长的器官，主要是为了更好地吸收食物的营养成分。

面面俱到的人体探险

小肠里的绒毛有什么作用?

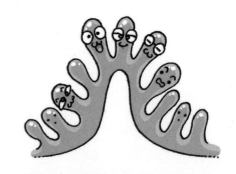

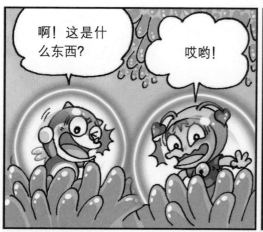

啊！这是什么东西?

哎哟!

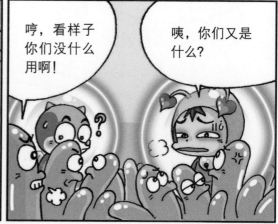

哼，看样子你们没什么用啊!

咦，你们又是什么?

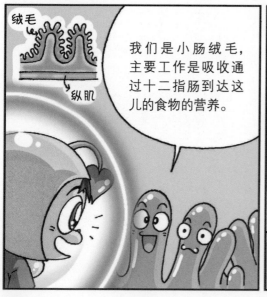

绒毛

纵肌

我们是小肠绒毛，主要工作是吸收通过十二指肠到达这儿的食物的营养。

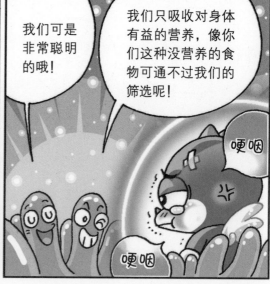

我们可是非常聪明的哦!

我们只吸收对身体有益的营养，像你们这种没营养的食物可通不过我们的筛选呢!

哽咽

哽咽

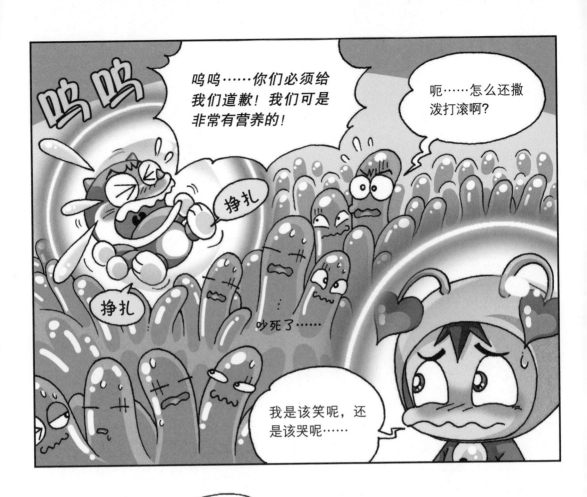

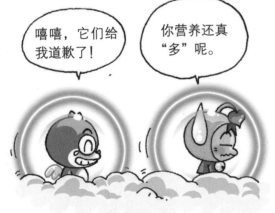

小肠内的肠液能够分解糖类、脂肪和蛋白质。食物被分解后的营养成分，会被小肠皱襞上突起的大约1毫米的小肠绒毛吸收。由大约500万根小肠绒毛所吸收的营养成分会随着血液流向全身，为人体正常运转提供所需要的物质和能量。

大肠也会分泌消化液吗？

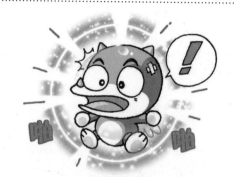

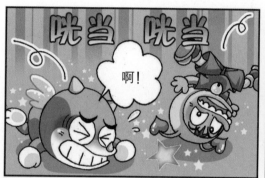

完蛋了，魔法球消失了。

如果这时候再分泌消化液的话，我们就完蛋了……

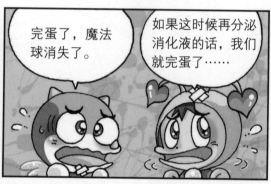

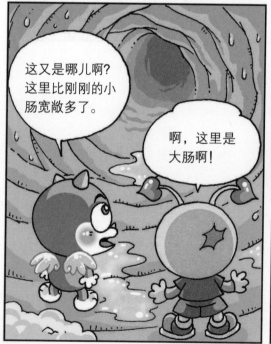

这又是哪儿啊？这里比刚刚的小肠宽敞多了。

啊，这里是大肠啊！

大肠的长度在 1.5 米左右，大约是小肠长度的 1/4。

那它为什么叫大肠呢？

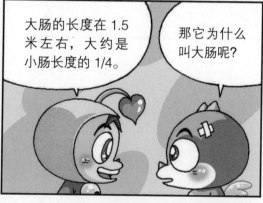

因为它的管径比小肠的管径粗。

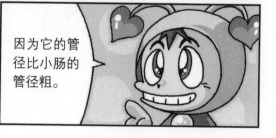

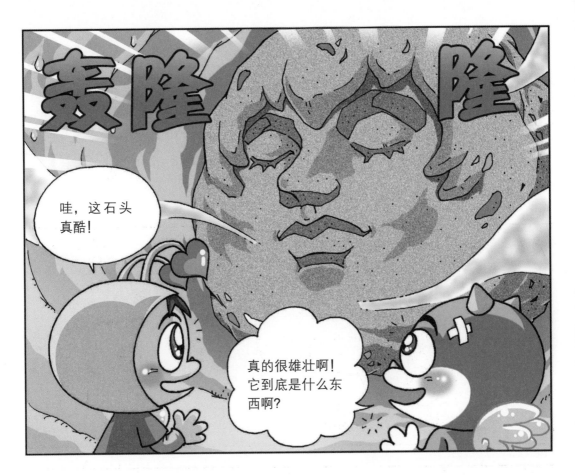

哇，这石头真酷!

真的很雄壮啊!它到底是什么东西啊?

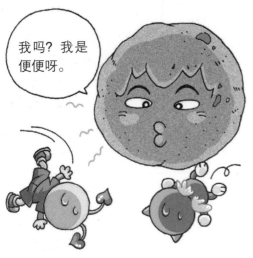

我吗? 我是便便呀。

小肠无法消化、吸收的食物残渣会被排放至大肠。大肠主要由盲肠、阑尾、结肠、直肠和肛管五部分组成。由于大肠里主要容纳的是食物残渣，所以大肠不会分泌消化液。大肠的主要功能是吸收水分、维生素和无机盐，并将食物残渣形成粪便，通过肛门排出体外。

粪便由什么组成？

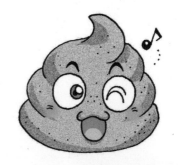

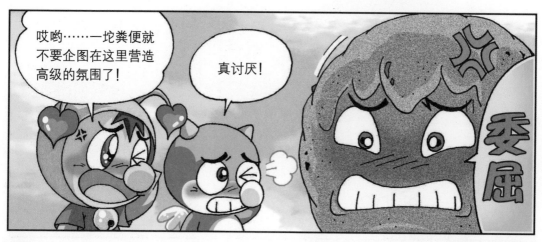

哎哟……一坨粪便就不要企图在这里营造高级的氛围了！

真讨厌！

委屈

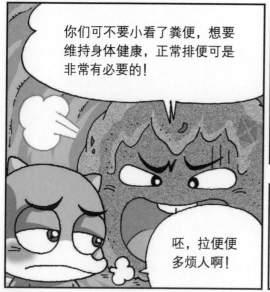

你们可不要小看了粪便，想要维持身体健康，正常排便可是非常有必要的！

呸，拉便便多烦人啊！

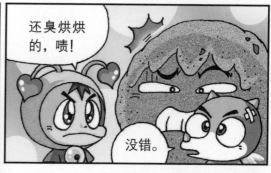

还臭烘烘的，啧！

没错。

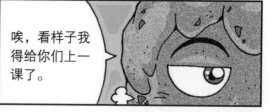

唉，看样子我得给你们上一课了。

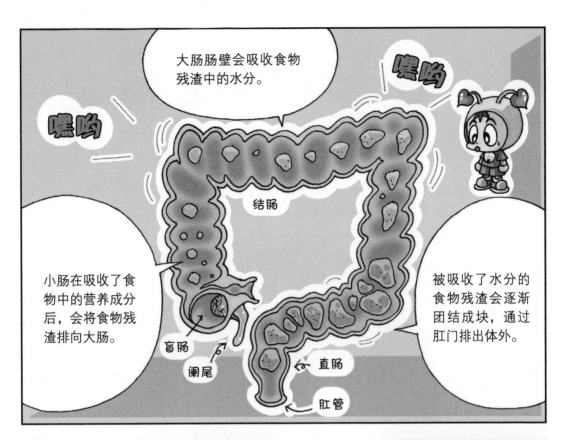

嘿哟

嘿哟

大肠肠壁会吸收食物残渣中的水分。

结肠

小肠在吸收了食物中的营养成分后，会将食物残渣排向大肠。

盲肠

阑尾

直肠

肛管

被吸收了水分的食物残渣会逐渐团结成块，通过肛门排出体外。

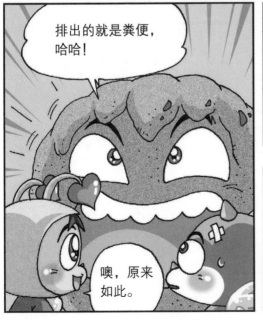

排出的就是粪便，哈哈！

噢，原来如此。

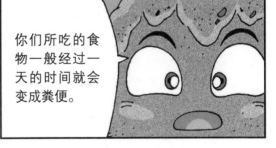

你们所吃的食物一般经过一天的时间就会变成粪便。

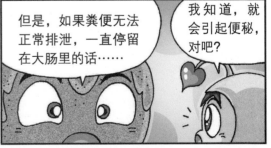

但是，如果粪便无法正常排泄，一直停留在大肠里的话……

我知道，就会引起便秘，对吧？

面面俱到的人体探险

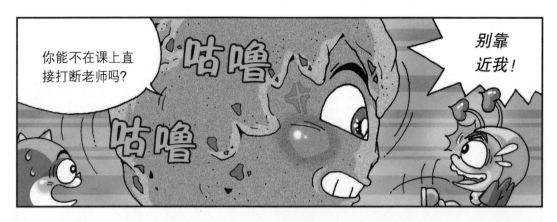

你能不在课上直接打断老师吗?

咕噜

咕噜

别靠近我!

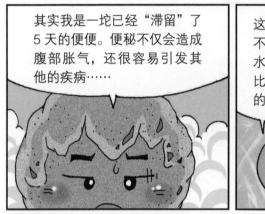

其实我是一坨已经"滞留"了5天的便便。便秘不仅会造成腹部胀气,还很容易引发其他的疾病……

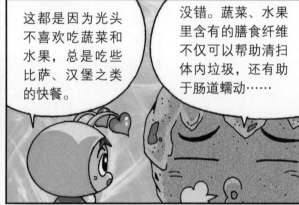

这都是因为光头不喜欢吃蔬菜和水果,总是吃些比萨、汉堡之类的快餐。

没错。蔬菜、水果里含有的膳食纤维不仅可以帮助清扫体内垃圾,还有助于肠道蠕动……

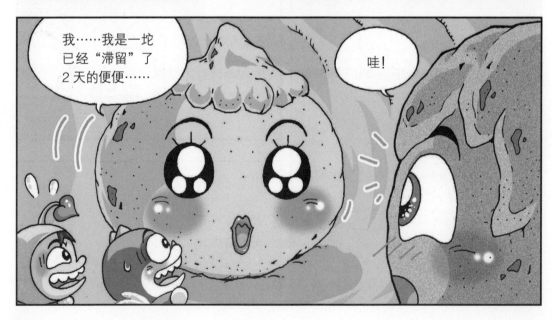

我……我是一坨已经"滞留"了2天的便便……

哇!

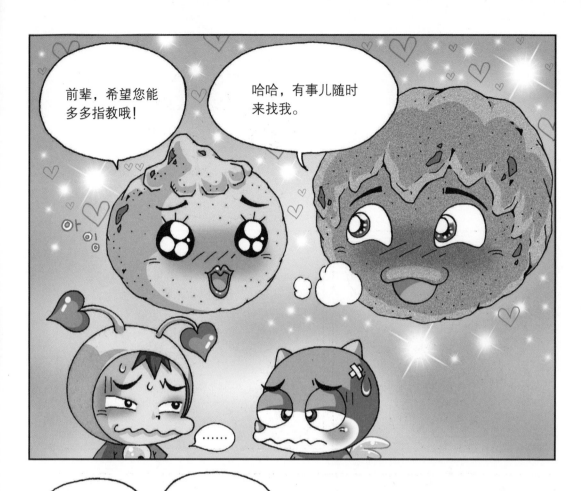

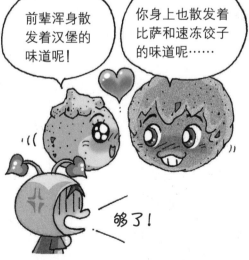

食物残渣由消化道通过大肠，以粪便形式从肛门排出体外。粪便里除了有食物残渣，还有水分、蛋白质、脂肪等，其中70%以上是水分。如果进入大肠的水分超出了它的吸收能力，就会导致粪便中的水分排出量增加，引起腹泻。

面面俱到的人体探险

什么是肠道菌群?

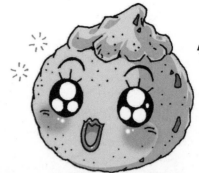

外面的世界到底是什么样的呢?

什么? 人的肠道里含有 500 多种细菌?

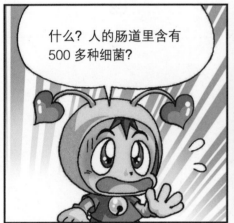

没错, 这些细菌被统称为 "肠道菌群"。每 1 克粪便中含有 100 亿至 1000 亿个细菌。

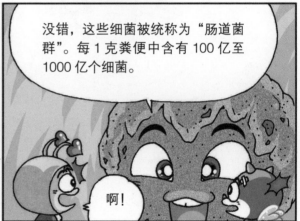

啊!

可是大肠杆菌不是引发腹泻和食物中毒的有害细菌吗?

我们体内居然有这么多细菌, 太可怕了!

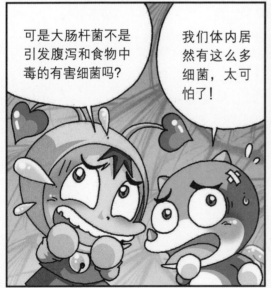

哈哈! 其实不是所有细菌都是有害的, 有些细菌能将食物更好地分解呢。

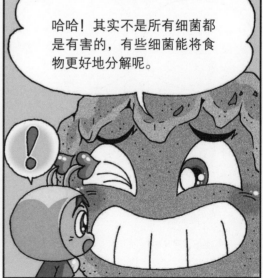

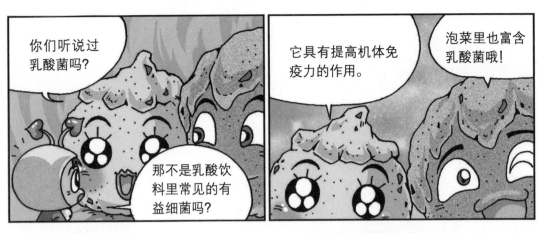

你们听说过乳酸菌吗?

那不是乳酸饮料里常见的有益细菌吗?

它具有提高机体免疫力的作用。

泡菜里也富含乳酸菌哦!

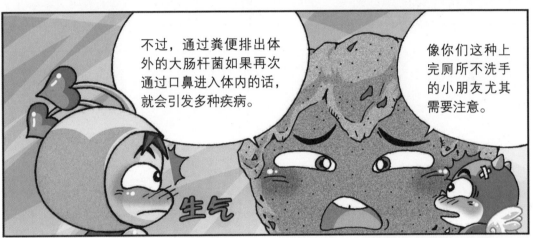

不过,通过粪便排出体外的大肠杆菌如果再次通过口鼻进入体内的话,就会引发多种疾病。

像你们这种上完厕所不洗手的小朋友尤其需要注意。

生气

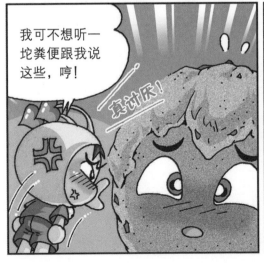

我可不想听一坨粪便跟我说这些,哼!

真讨厌!

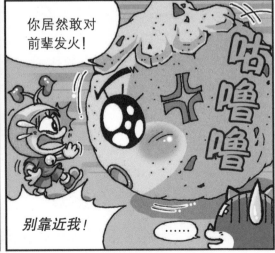

你居然敢对前辈发火!

咕噜噜

别靠近我!

……

面面俱到的人体探险

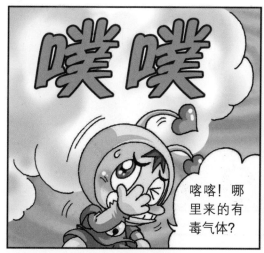

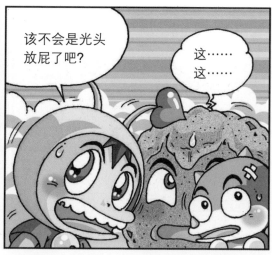

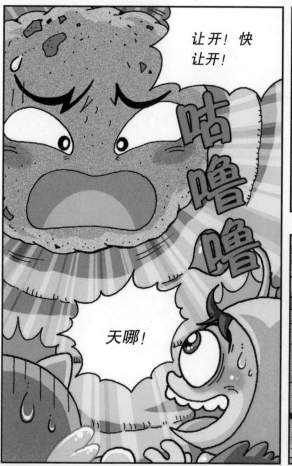

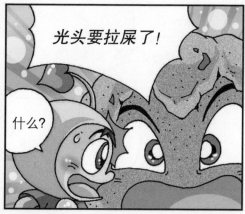

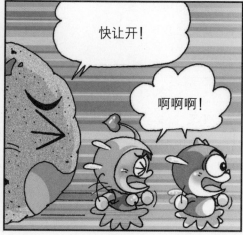

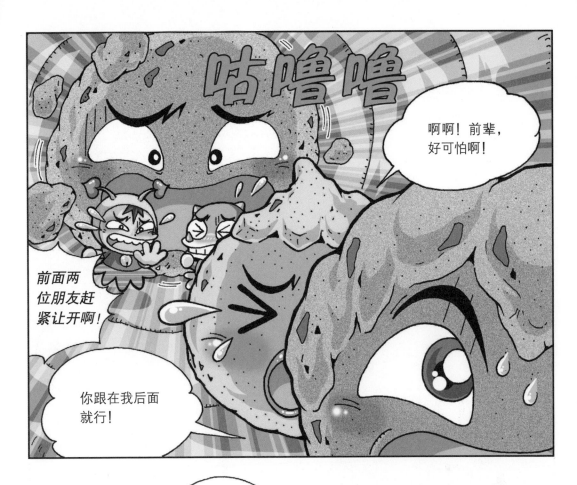

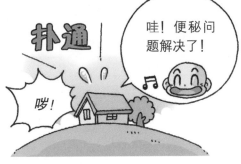

从那之后，坨坨和鹏鹏有好一阵子没有出现在村子里。

健康人的肠道内有很多微生物，这些微生物被称为"肠道菌群"。这些菌群能影响人的体重和消化能力。肠道内的有益菌菌群可以帮助肠缓和地蠕动，将大便顺利排出。有害菌菌群会产生粪臭素等有害物质，也会导致病原体等侵入。所以保持好肠道内的生态平衡，也是非常必要的。

人体最大的内脏是什么？

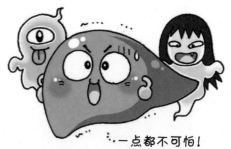

一点都不可怕！

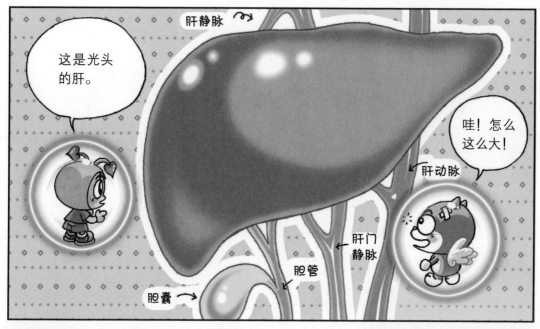

这是光头的肝。

哇！怎么这么大！

肝静脉

肝动脉

肝门静脉

胆管

胆囊

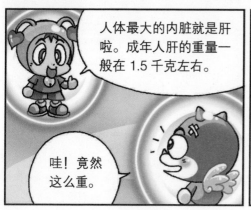

人体最大的内脏就是肝啦。成年人肝的重量一般在 1.5 千克左右。

哇！竟然这么重。

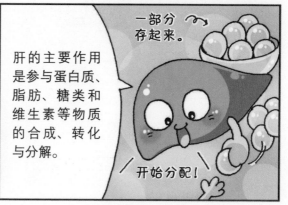

一部分存起来。

肝的主要作用是参与蛋白质、脂肪、糖类和维生素等物质的合成、转化与分解。

开始分配！

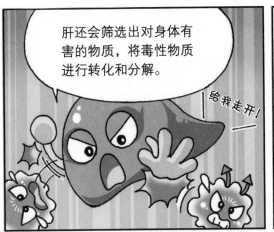

肝还会筛选出对身体有害的物质，将毒性物质进行转化和分解。

给我走开！

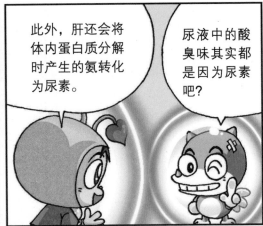

此外，肝还会将体内蛋白质分解时产生的氨转化为尿素。

尿液中的酸臭味其实都是因为尿素吧？

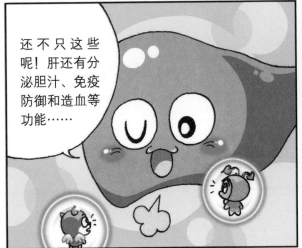

还不只这些呢！肝还有分泌胆汁、免疫防御和造血等功能……

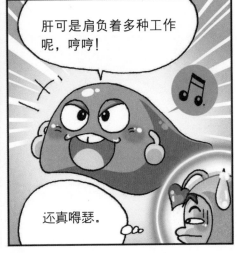

肝可是肩负着多种工作呢，哼哼！

还真嘚瑟。

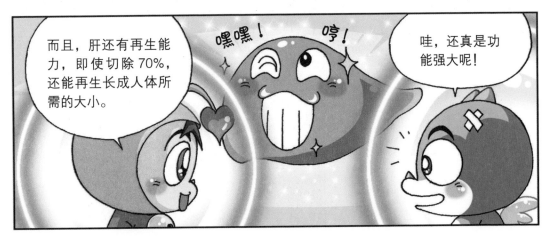

而且，肝还有再生能力，即使切除70%，还能再生长成人体所需的大小。

嘿嘿！

哼！

哇，还真是功能强大呢！

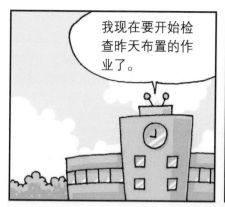

我现在要开始检查昨天布置的作业了。

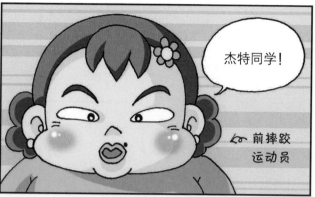

杰特同学!

前摔跤
运动员

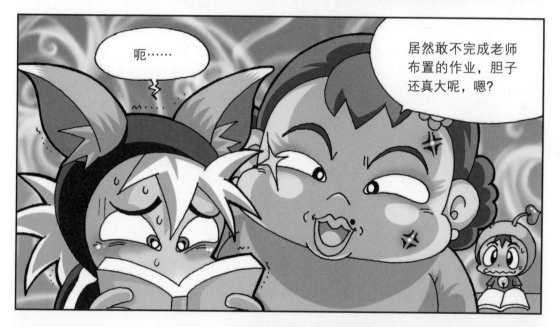

呃……

居然敢不完成老师布置的作业,胆子还真大呢,嗯?

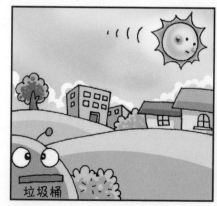

垃圾桶

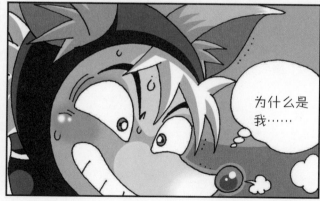

为什么是我……

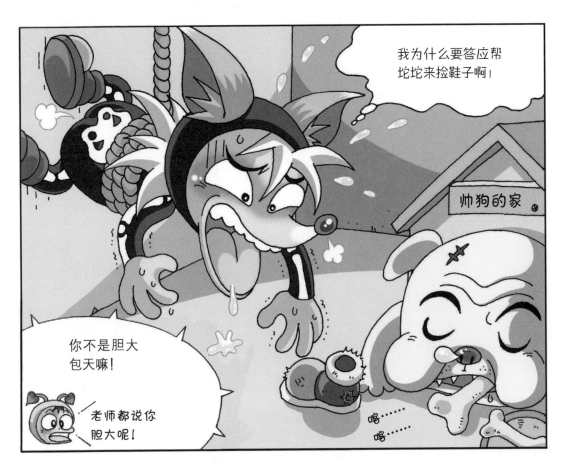

我为什么要答应帮坨坨来捡鞋子啊!

帅狗的家

你不是胆大包天嘛!

老师都说你胆大呢!

嚓……

嚓……

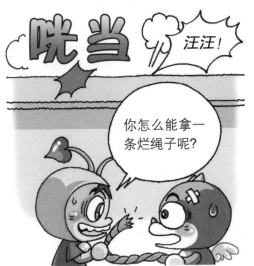

哐当

汪汪!

你怎么能拿一条烂绳子呢?

肝是人体内最大的腺体，也是最大的消化腺。肝是机体新陈代谢最活跃的器官，具有分泌胆汁、免疫防御和造血（胎儿时期）等重要功能。肝的质地柔软且脆弱，易受外力冲击而破裂。肝对于人体的健康至关重要，与生命息息相关，所以在生活中一定要保护好肝脏。

面面俱到的人体探险

什么是库普弗细胞?

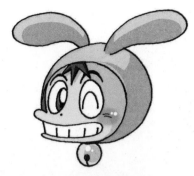

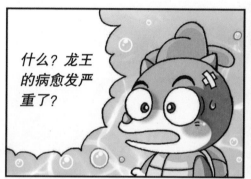

什么?龙王的病愈发严重了?

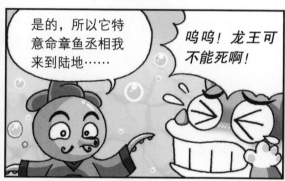

是的,所以它特意命章鱼丞相我来到陆地……

呜呜!龙王可不能死啊!

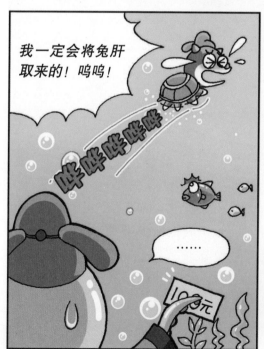

我一定会将兔肝取来的!呜呜!

哗哗哗哗哗

……

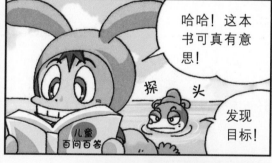

哈哈!这本书可真有意思!

探　头

发现目标!

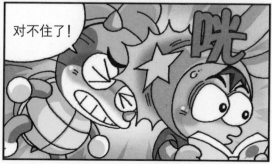

对不住了!

咣

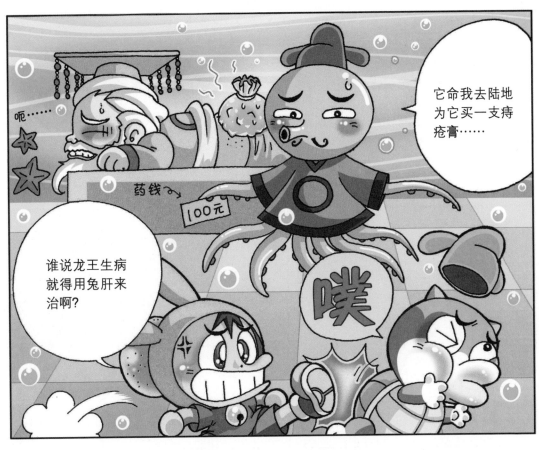

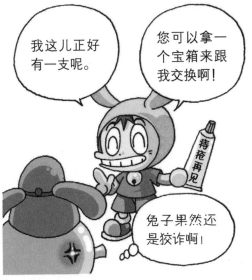

肝脏中除了肝细胞外还有一种特殊的细胞——库普弗细胞。库普弗细胞是位于肝脏中的特殊巨噬细胞，可以杀死大部分从肠道门静脉侵入肝脏的细菌，并通过其强大的吞噬作用清除血循环中的异物颗粒。

胆囊有什么作用？

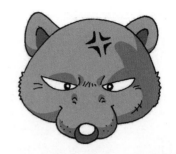

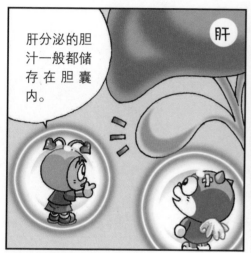

肝分泌的胆汁一般都储存在胆囊内。

肝

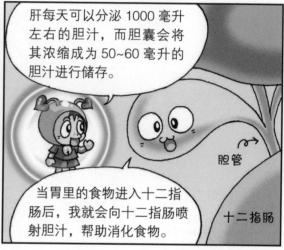

肝每天可以分泌 1000 毫升左右的胆汁，而胆囊会将其浓缩成为 50~60 毫升的胆汁进行储存。

当胃里的食物进入十二指肠后，我就会向十二指肠喷射胆汁，帮助消化食物。

胆管

十二指肠

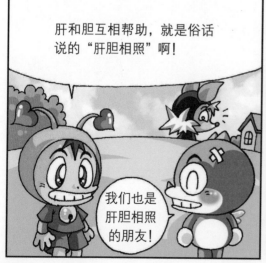

肝和胆互相帮助，就是俗话说的"肝胆相照"啊！

我们也是肝胆相照的朋友！

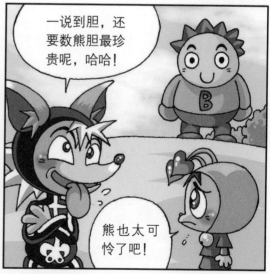

一说到胆，还要数熊胆最珍贵呢，哈哈！

熊也太可怜了吧！

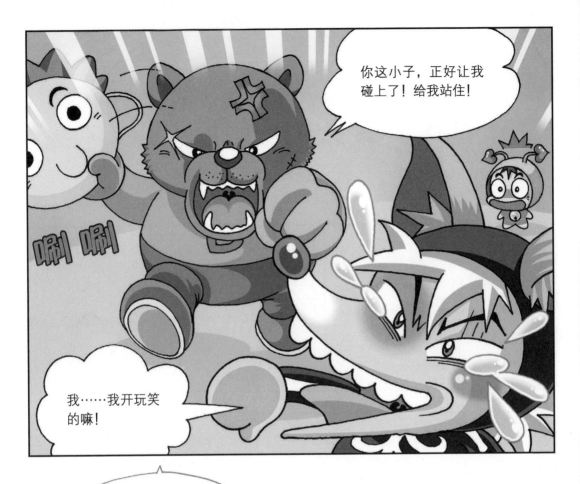

你这小子，正好让我碰上了！给我站住！

我……我开玩笑的嘛！

突发新闻：今天下午 2 时许，彩虹动物园内的一头棕熊翻越围墙从园内逃脱。

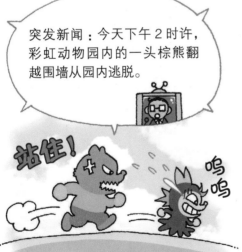

站住！

呜呜

胆的形状与口袋相似，所以它被称为"胆囊"。胆囊起到了浓缩和储存胆汁的作用。胆汁在消化系统中是非常重要的。当胃里的食物进入到十二指肠后，胆囊就会向十二指肠喷射胆汁，对食物中的脂肪进行乳化。此外，胆汁还可以促进脂溶性维生素的吸收。

屁为什么会臭？

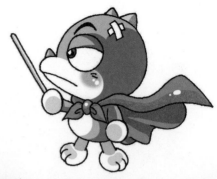

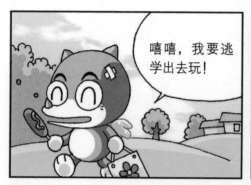

嘻嘻，我要逃学出去玩！

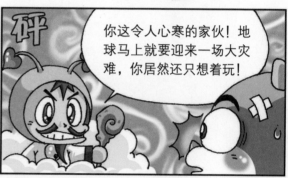

你这令人心寒的家伙！地球马上就要迎来一场大灾难，你居然还只想着玩！

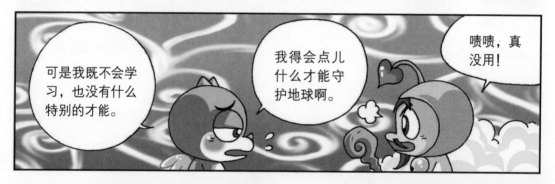

可是我既不会学习，也没有什么特别的才能。

我得会点儿什么才能守护地球啊。

啧啧，真没用！

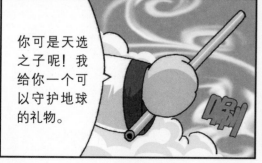

你可是天选之子呢！我给你一个可以守护地球的礼物。

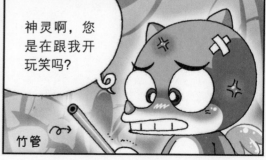

神灵啊，您是在跟我开玩笑吗？

竹管

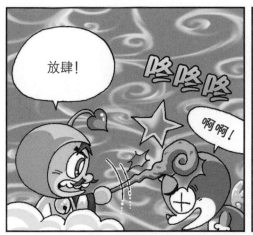

放肆！

咚咚咚

啊啊！

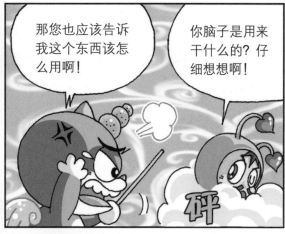

那您也应该告诉我这个东西该怎么用啊！

你脑子是用来干什么的？仔细想想啊！

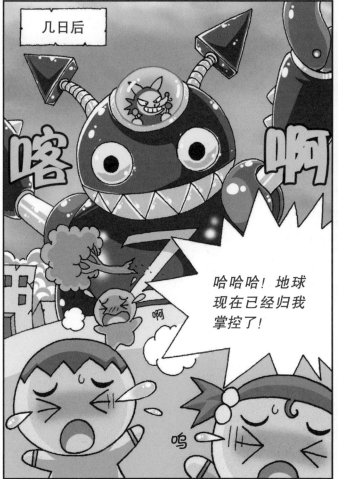

几日后

喀

啊

哈哈哈！地球现在已经归我掌控了！

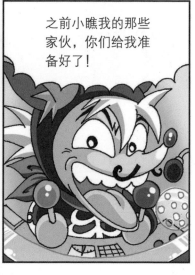

之前小瞧我的那些家伙，你们给我准备好了！

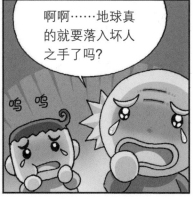

啊啊……地球真的就要落入坏人之手了吗？

呜呜

面面俱到的人体探险

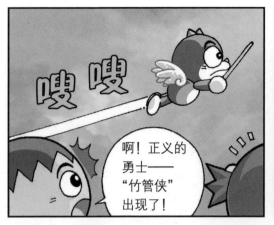

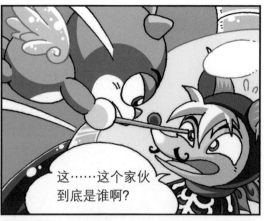

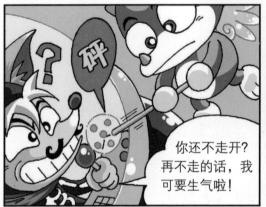

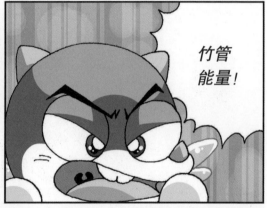

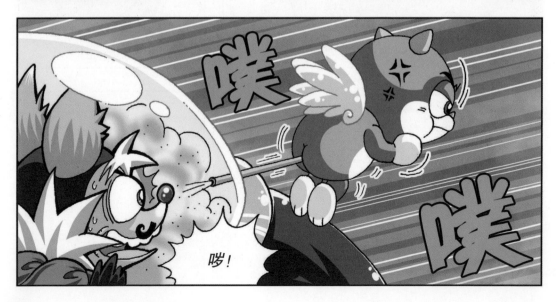

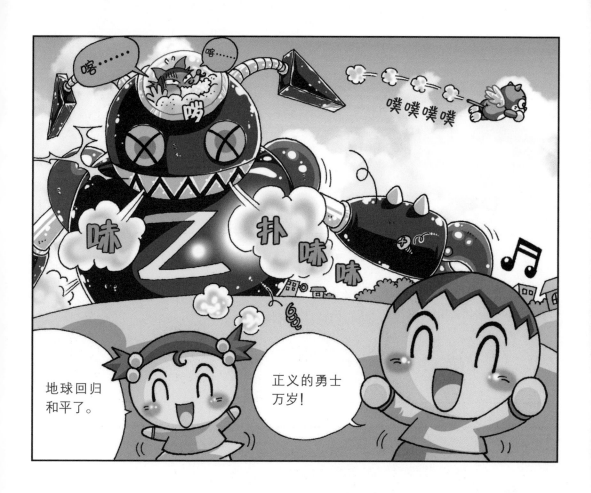

哈哈！这就是我祖先的传说。

这个传说可真不讨喜。

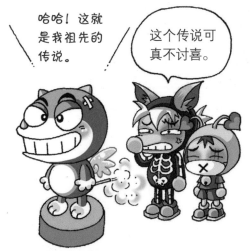

屁是食物与消化液混合，被产气细菌群分解后产生的气体。正常人每天大约会放 10 次屁，总排放量在 500 毫升左右。食用过多含蛋白质的食物，会导致屁中的吲哚、粪臭素、硫化氢含量升高，屁就会更臭。屁的多少、气味可以反映消化道的健康状况。

为什么吃饱了就容易犯困？

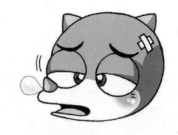

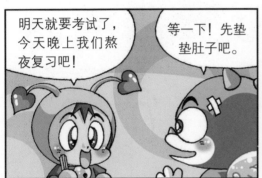

明天就要考试了，今天晚上我们熬夜复习吧！

等一下！先垫垫肚子吧。

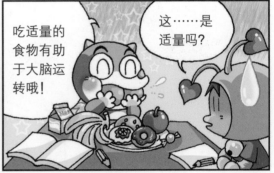

吃适量的食物有助于大脑运转哦！

这……是适量吗？

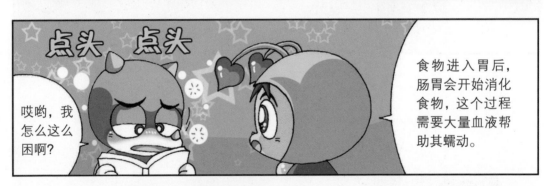

点头　点头

哎哟，我怎么这么困啊？

食物进入胃后，肠胃会开始消化食物，这个过程需要大量血液帮助其蠕动。

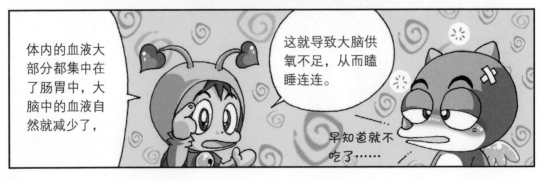

体内的血液大部分都集中在了肠胃中，大脑中的血液自然就减少了，

这就导致大脑供氧不足，从而瞌睡连连。

早知道就不吃了……

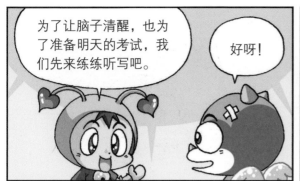

为了让脑子清醒，也为了准备明天的考试，我们先来练练听写吧。

好呀！

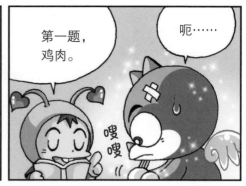

第一题，鸡肉。

呃……

嗖嗖

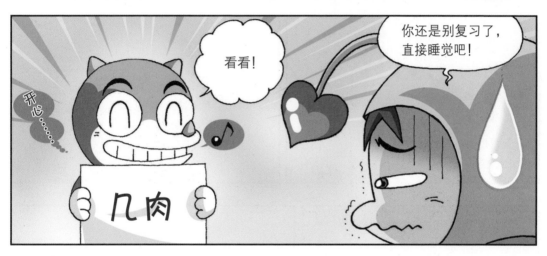

看看！

你还是别复习了，直接睡觉吧！

开心oooooo

几肉

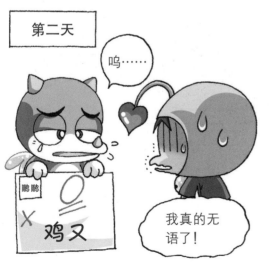

第二天

呜……

我真的无语了！

鹏鹏
X 鸡又

食物进入胃之后，需要被消化，这时身体里的血液就会集中到消化器官。消化器官需要从血液中获得能量（氧气及营养成分），保证消化功能正常运转。消化器官工作时，体内的血量会分布不均，大脑会因暂时供血不足出现缺氧状况，引起瞌睡。

面面俱到的人体探险　**69**

为什么会出现食物中毒?

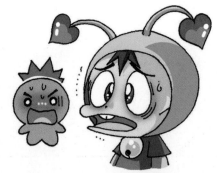

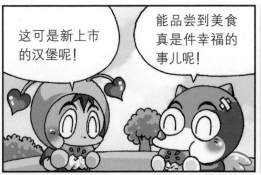

这可是新上市的汉堡呢!

能品尝到美食真是件幸福的事儿呢!

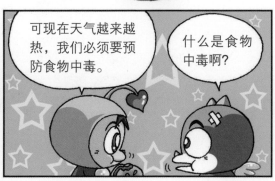

可现在天气越来越热,我们必须要预防食物中毒。

什么是食物中毒啊?

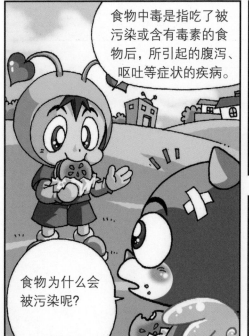

食物中毒是指吃了被污染或含有毒素的食物后,所引起的腹泻、呕吐等症状的疾病。

食物为什么会被污染呢?

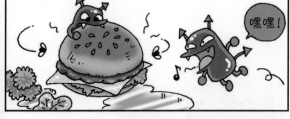

因为食物被长期放置在不卫生的环境中,细菌就会侵入食物。

嘿嘿!

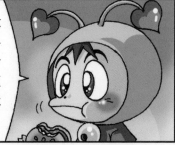

如果我们吃了不卫生的食物,一般会在 24 小时内出现腹泻、呕吐等症状,这就是食物中毒。

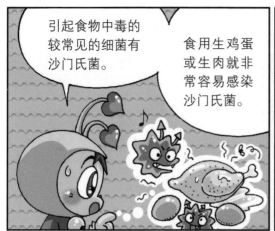

引起食物中毒的较常见的细菌有沙门氏菌。

食用生鸡蛋或生肉就非常容易感染沙门氏菌。

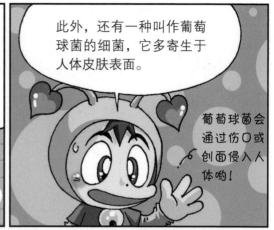

此外，还有一种叫作葡萄球菌的细菌，它多寄生于人体皮肤表面。

葡萄球菌会通过伤口或创面侵入人体哟！

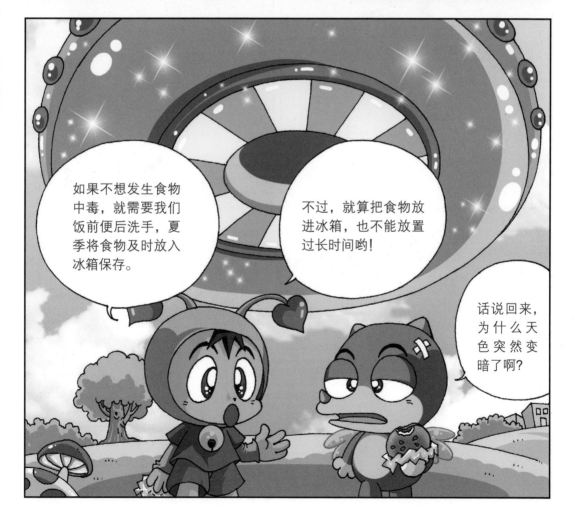

如果不想发生食物中毒，就需要我们饭前便后洗手，夏季将食物及时放入冰箱保存。

不过，就算把食物放进冰箱，也不能放置过长时间哟！

话说回来，为什么天色突然变暗了啊？

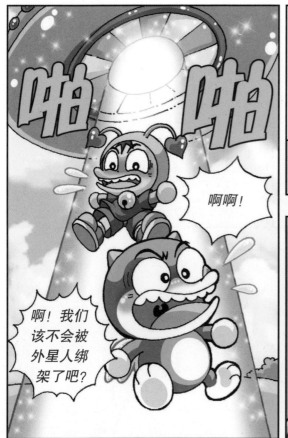

啊啊!

啊!我们该不会被外星人绑架了吧?

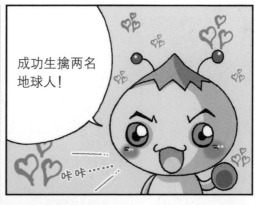

成功生擒两名地球人!

咔咔……

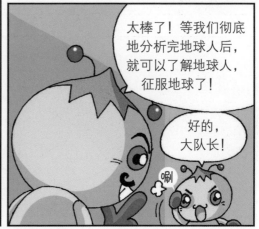

太棒了!等我们彻底地分析完地球人后,就可以了解地球人,征服地球了!

好的,大队长!

喇

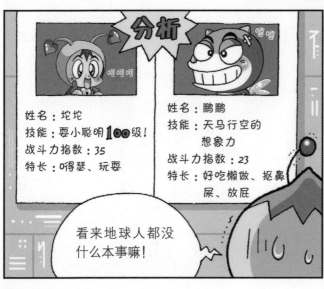

分析

嘻嘻

啊啊啊

姓名:坨坨
技能:耍小聪明100级!
战斗力指数:35
特长:嗨瑟、玩耍

姓名:鹏鹏
技能:天马行空的想象力
战斗力指数:23
特长:好吃懒做、抠鼻屎、放屁

看来地球人都没什么本事嘛!

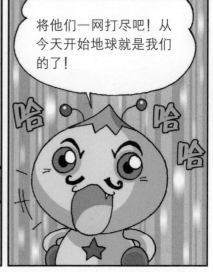

将他们一网打尽吧!从今天开始地球就是我们的了!

哈哈哈

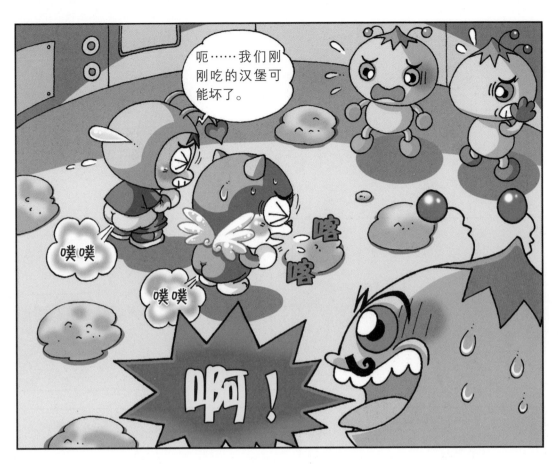

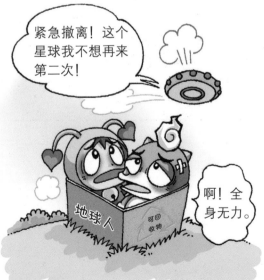

食物中毒是食用了被细菌污染的食物或者是有毒物质引起的。食物中毒后可能会出现发热、腹痛、腹泻或是全身酸痛等症状。怀疑食物中毒时，要立即就医。最重要的是要遵循医嘱，服用治疗药物。

面面俱到的人体探险

什么是基础代谢率?

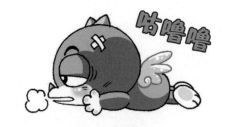

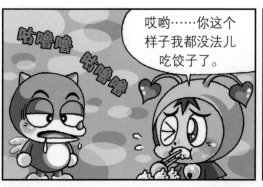

哎哟……你这个样子我都没法儿吃饺子了。

既然你这么饿，就吃一点儿吧!

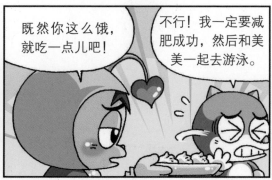

不行! 我一定要减肥成功，然后和美美一起去游泳。

为了减肥而一直饿着肚子是非常不健康的减肥方法! 你知道"溜溜球效应"吗? 如果将基础代谢率降低，后期体重反而会反弹得更加厉害。

真的吗?

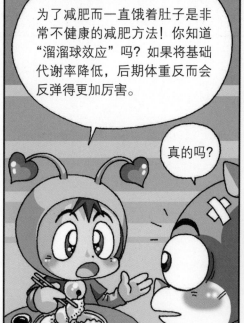

只有通过正确的运动方式和健康的饮食习惯才能有效防止体重反弹哦!

噢……原来靠饥饿减肥不好啊!

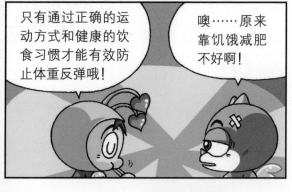

给，饺子吃一个还是可以的。

好!

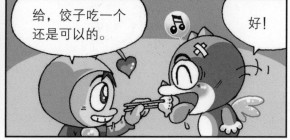

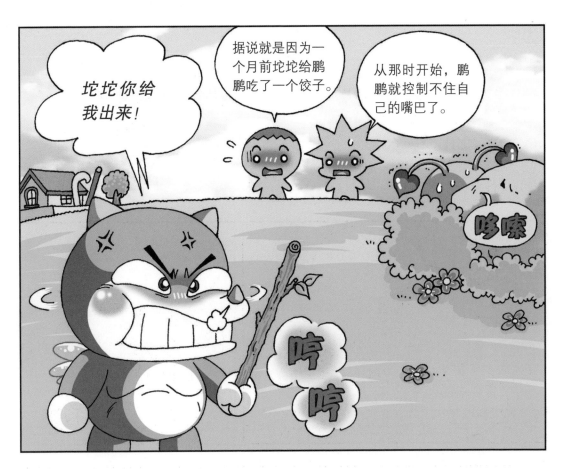

基础代谢率是指人体在清醒而极端安静情况下，不受精神紧张、肌肉活动、环境温度等因素影响时的能量代谢率。它会随着身体状态的变化而变化。如果为了减肥而减少饭量或者不吃饭，基础代谢率就会下降。即使减肥成功了，之后只要稍微增加点饭量，体重就会反弹，这就是"溜溜球效应"。

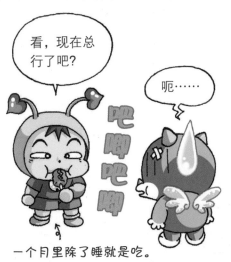

一个月里除了睡就是吃。

肾的主要作用是什么？

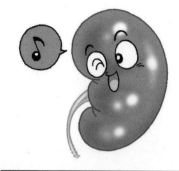

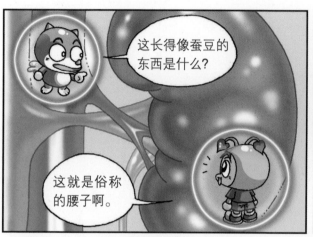

这长得像蚕豆的东西是什么？

这就是俗称的腰子啊。

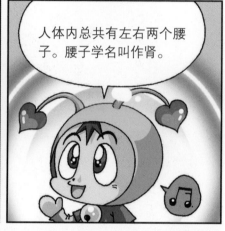

人体内总共有左右两个腰子。腰子学名叫作肾。

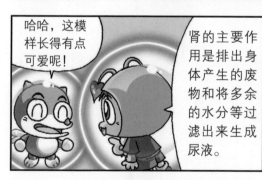

哈哈，这模样长得有点可爱呢！

肾的主要作用是排出身体产生的废物和将多余的水分等过滤出来生成尿液。

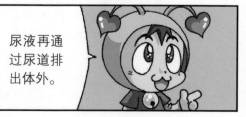

尿液再通过尿道排出体外。

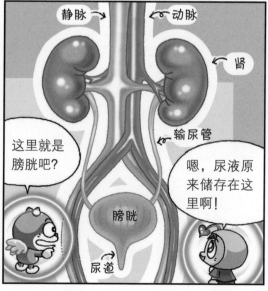

静脉　动脉

肾

输尿管

这里就是膀胱吧？

嗯，尿液原来储存在这里啊！

膀胱

尿道

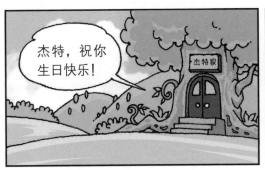

杰特，祝你生日快乐！

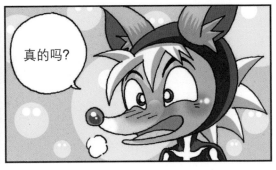

真的吗？

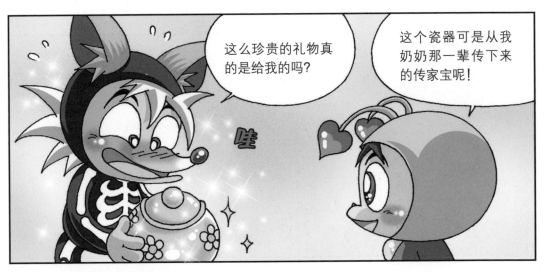

这么珍贵的礼物真的是给我的吗？

哇

这个瓷器可是从我奶奶那一辈传下来的传家宝呢！

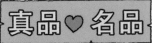

真品 ♥ 名品

500

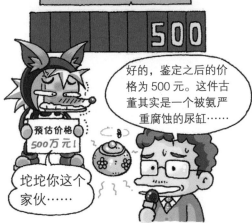

预估价格 500万元！

好的，鉴定之后的价格为 500 元。这件古董其实是一个被氨严重腐蚀的尿缸……

坨坨你这个家伙……

肾位于脊椎两侧、腹膜后间隙内，左右各有一个。肾主要由肾实质以及肾盂两部分组成。肾实质分内外两层：外层为皮质，内层为髓质。肾皮质和肾髓质中分布着超过 100 万个肾小体和肾小管，它们的主要作用是将体内的尿素等废弃物和多余的水生成尿液，并储存在膀胱中，最后通过尿道排出体外。

为什么越紧张越想尿尿？

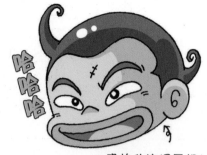

恐怖的流氓恶棍！

别名：受到诅咒的猩猩

趁我现在心情好，把你们身上的值钱货都交出来吧！

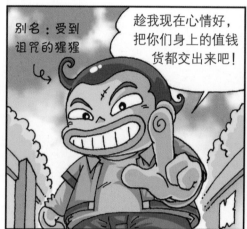

不行！这个东西是我的宝贝！

你是想乖乖上交呢，还是想挨一顿揍之后再交呢？

呜呜！

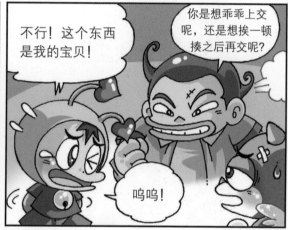

好吧，给！

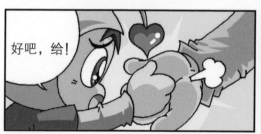

看你这么想要，给！

哆哆

嗦嗦

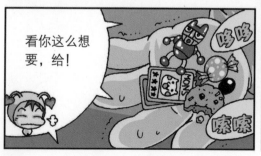

你在跟我开玩笑吗？还不给我站住！

啊！

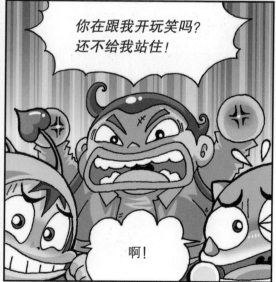

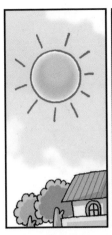

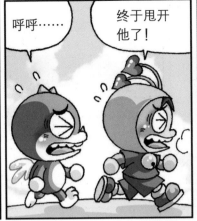

呼呼……

终于甩开他了!

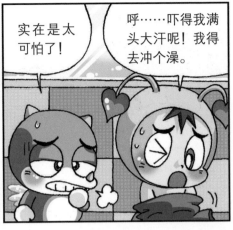

实在是太可怕了!

呼……吓得我满头大汗呢!我得去冲个澡。

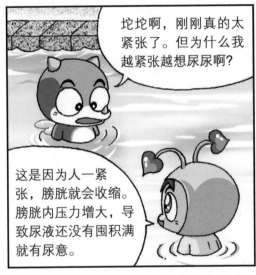

坨坨啊,刚刚真的太紧张了。但为什么我越紧张越想尿尿啊?

这是因为人一紧张,膀胱就会收缩。膀胱内压力增大,导致尿液还没有囤积满就有尿意。

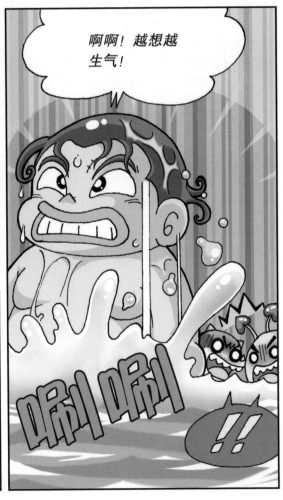

啊啊!越想越生气!

哗哗 哗哗

!!

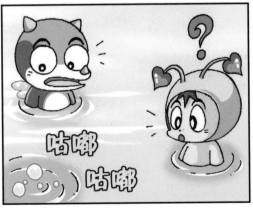

?

咕嘟
咕嘟

面面俱到的人体探险

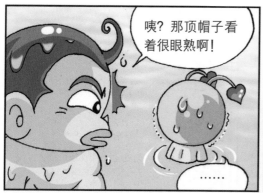

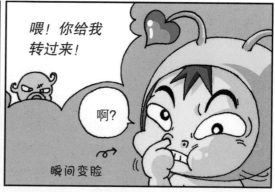

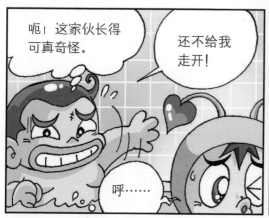

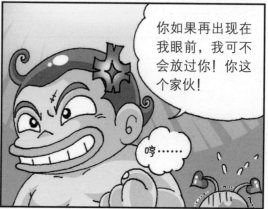

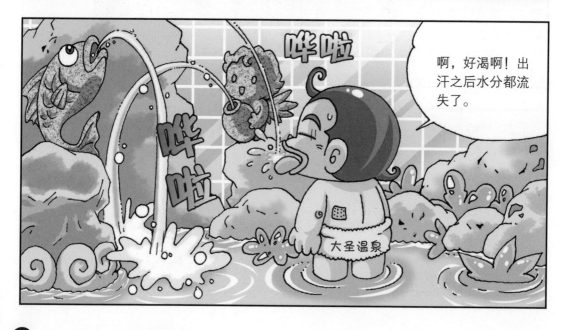

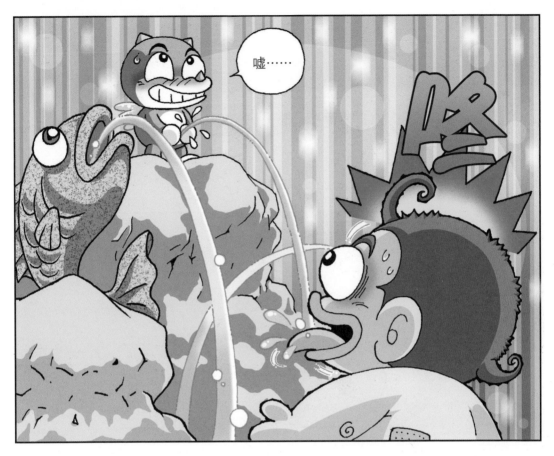

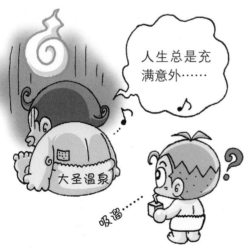

人体要维持平衡状态，就需要自主神经系统来调节内脏器官和血管等的活动。当我们感到紧张时，自主神经系统兴奋，心脏会扑通扑通地加速跳动，各个内脏器官的活动也会变得旺盛。这时，膀胱会收缩，膀胱内部压力增强，导致尿液还没有囤积满就产生了尿意。

面面俱到的人体探险

为什么会打嗝？

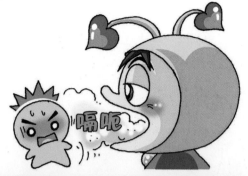

嗝呃

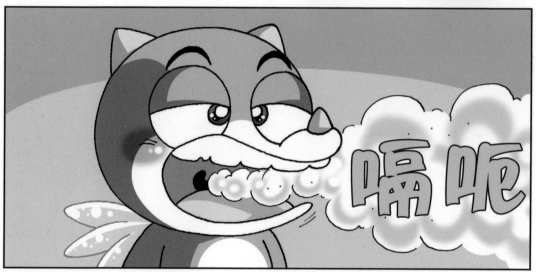

嗝呃

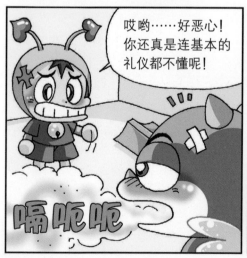

哎哟……好恶心！你还真是连基本的礼仪都不懂呢！

嗝呃呃

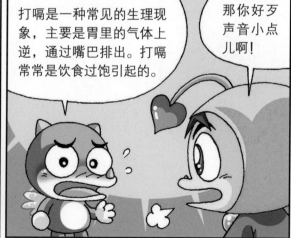

打嗝是一种常见的生理现象，主要是胃里的气体上逆，通过嘴巴排出。打嗝常常是饮食过饱引起的。

那你好歹声音小点儿啊！

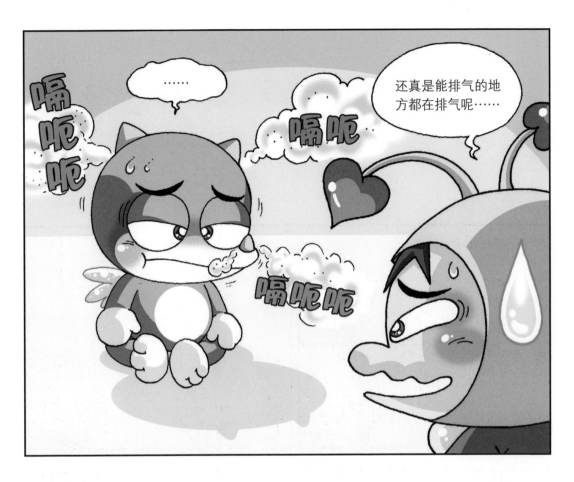

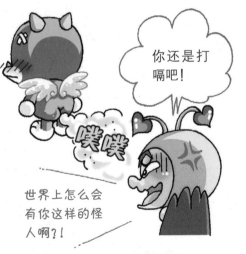

打嗝是一种常见的生理现象，是膈肌痉挛收缩引起的。饮食过饱或受外界物质的刺激常常会引起打嗝。大部分打嗝是短暂的，会自行消失。如打嗝引起不适，采取以下两种方式，一般就能缓解了：1.尽量屏气；2.饮少量水，分多次咽下。如果长时间没止住，应及时去医院进行诊治。

汗为什么是咸的？

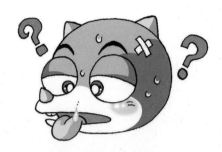

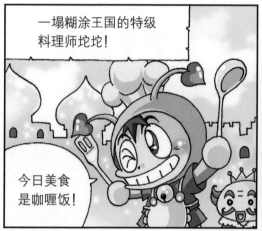

一塌糊涂王国的特级料理师坨坨！

今日美食是咖喱饭！

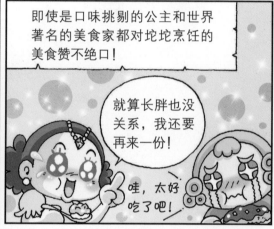

即使是口味挑剔的公主和世界著名的美食家都对坨坨烹饪的美食赞不绝口！

就算长胖也没关系，我还要再来一份！

哇，太好吃了吧！

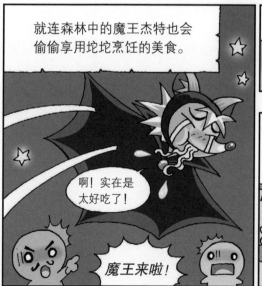

就连森林中的魔王杰特也会偷偷享用坨坨烹饪的美食。

啊！实在是太好吃了！

魔王来啦！

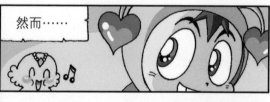

然而……

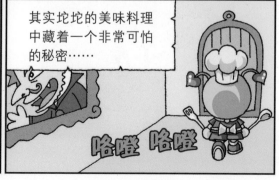

其实坨坨的美味料理中藏着一个非常可怕的秘密……

咯嚓 咯嚓

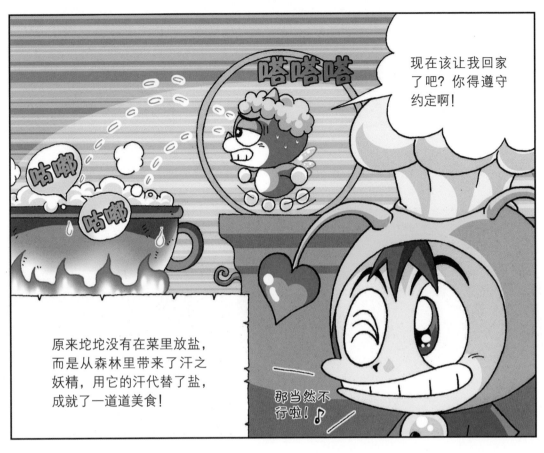

现在该让我回家了吧？你得遵守约定啊！

嗒嗒嗒

咕嘟

咕嘟

原来坨坨没有在菜里放盐，而是从森林里带来了汗之妖精，用它的汗代替了盐，成就了一道道美食！

那当然不行啦！♪

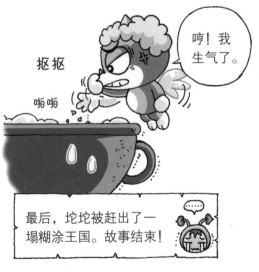

哼！我生气了。

抠抠

啪啪

最后，坨坨被赶出了一塌糊涂王国。故事结束！

人体温度升高后，皮肤中的汗腺就会排出汗液，起到调节体温的作用。汗液和尿液一样，都可将体内的废弃物带出体外。因为汗液的排出，所以人的正常体温在 36～37 摄氏度。汗液中 99% 是水，其他部分由氯化钠、钙、乳酸和氮等成分组成。由于氯化钠的占比较大，所以汗液是咸的。

阑尾炎是什么病？

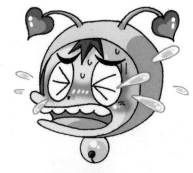

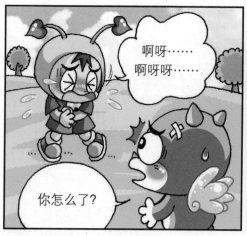

啊呀……啊呀呀……

你怎么了？

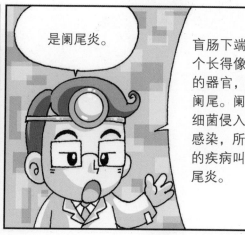

是阑尾炎。

盲肠下端有一个长得像蚯蚓的器官，叫作阑尾。阑尾因细菌侵入导致感染，所引起的疾病叫作阑尾炎。

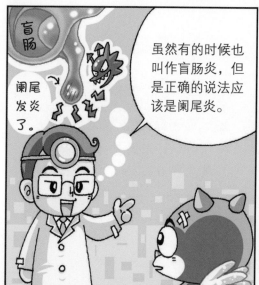

盲肠

阑尾发炎了。

虽然有的时候也叫作盲肠炎，但是正确的说法应该是阑尾炎。

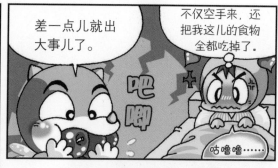

差一点儿就出大事儿了。

吧唧

不仅空手来，还把我这儿的食物全都吃掉了。

咕噜噜……

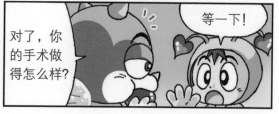

对了，你的手术做得怎么样？

等一下！

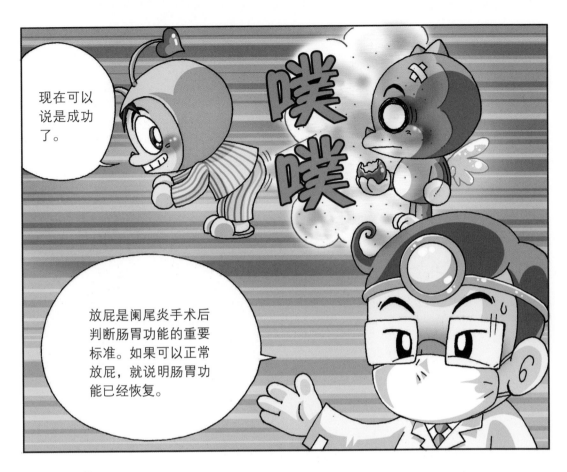

现在可以说是成功了。

放屁是阑尾炎手术后判断肠胃功能的重要标准。如果可以正常放屁，就说明肠胃功能已经恢复。

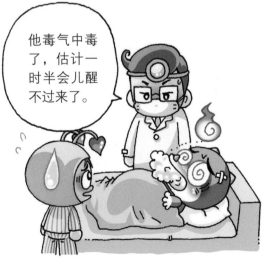

他毒气中毒了，估计一时半会儿醒不过来了。

阑尾炎是一种常见病。细菌感染和阑尾腔的阻塞是阑尾炎发病的两个主要因素。阑尾炎可能引发腹痛、呕吐、体温上升等症状。诱发阑尾炎的因素有很多，主要包括暴饮暴食、感冒或者过度劳累造成抵抗力持续下降等。

人体是由什么组成的?

人体是由千千万万个细胞组成的，而每个细胞中又包含着非常复杂的结构。

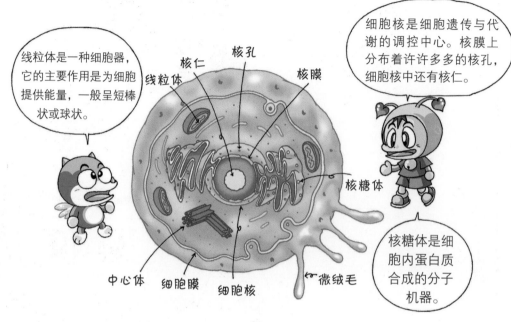

线粒体是一种细胞器，它的主要作用是为细胞提供能量，一般呈短棒状或球状。

细胞核是细胞遗传与代谢的调控中心。核膜上分布着许许多多的核孔，细胞核中还有核仁。

核糖体是细胞内蛋白质合成的分子机器。

核仁 核孔 核膜
线粒体
核糖体
中心体 细胞膜 细胞核 微绒毛

就是这样大大小小的细胞组成了人体的各个组织，各个组织再有机结合成了人体内的器官。就拿肝来举例吧。

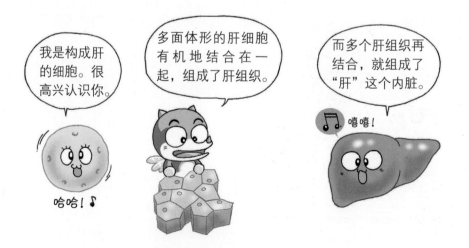

我是构成肝的细胞。很高兴认识你。

多面体形的肝细胞有机地结合在一起，组成了肝组织。

而多个肝组织再结合，就组成了"肝"这个内脏。

哈哈! ♪

嘻嘻!

我们的眼睛、耳朵、鼻子和舌头分别可以看见东西、听到声音、闻到气味、尝到味道。

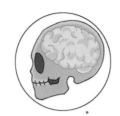

被称为"小宇宙"的大脑掌控着我们的思考、动作和感觉。

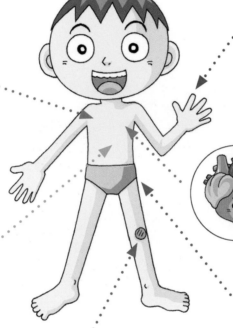

人体包含了600多块骨骼肌，它们使人可以自由活动。

肺是我们的呼吸器官，肺通过肺泡来完成氧气和二氧化碳的交换。

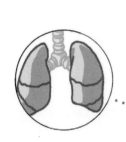

心脏主要负责为血液流动提供动力。心脏通过反复收缩和舒张使血液流向全身。

口腔、咽、食管、胃、小肠、大肠和肛门一起构成了消化道。

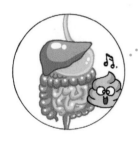

成人由206块骨头相互连接而成。骨头支撑着身体。

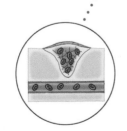

皮肤主要承担着保护身体、排汗、感觉冷热和压力等功能。如果皮肤上出现伤口，血液中的血小板就会将伤口局部血液凝固，使伤口结痂。

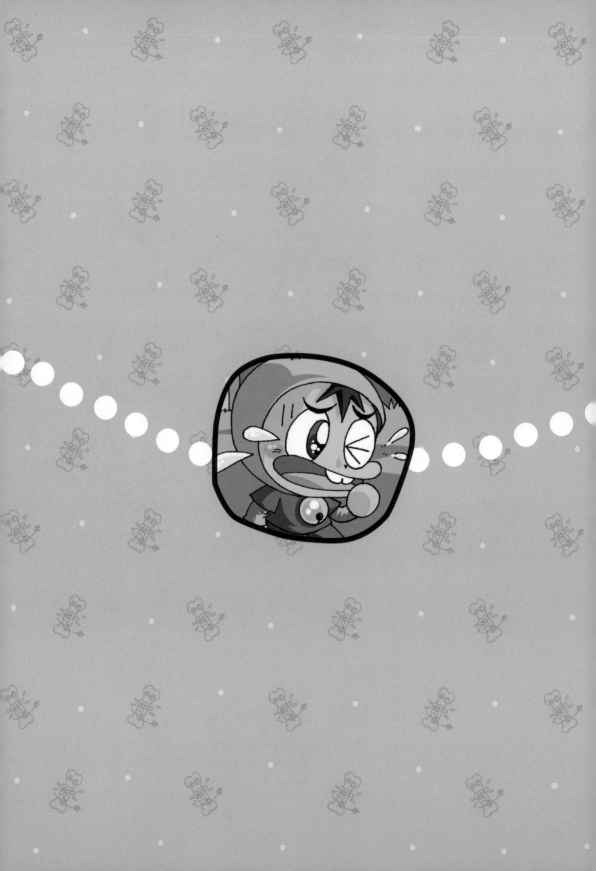

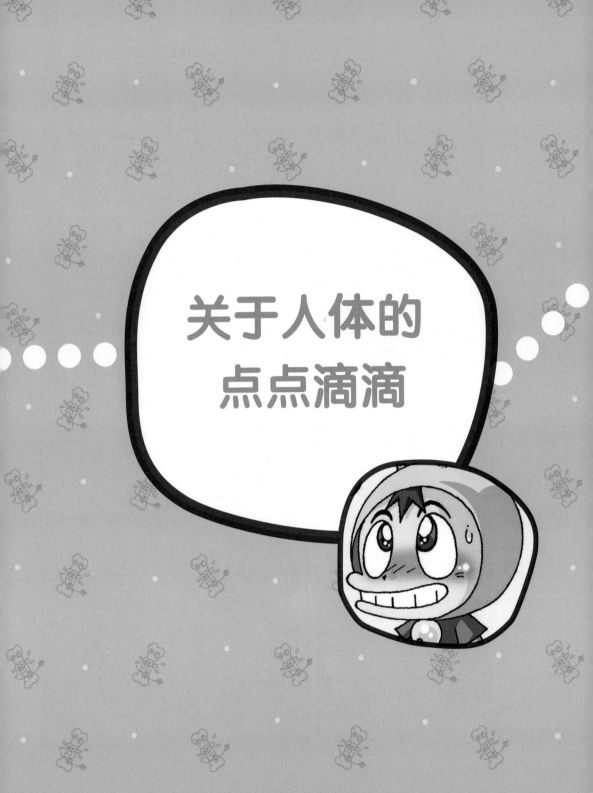

为什么看恐怖电影会感觉到凉意?

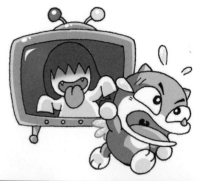

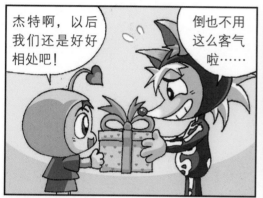

杰特啊,以后我们还是好好相处吧!

倒也不用这么客气啦……

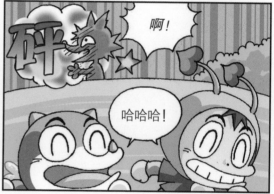

啊!

哈哈哈!

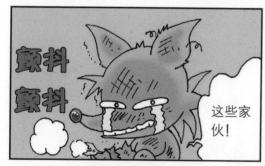

颤抖 颤抖

这些家伙!

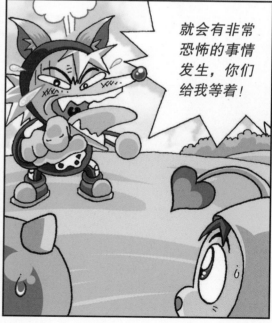

就会有非常恐怖的事情发生,你们给我等着!

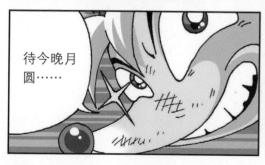

待今晚月圆……

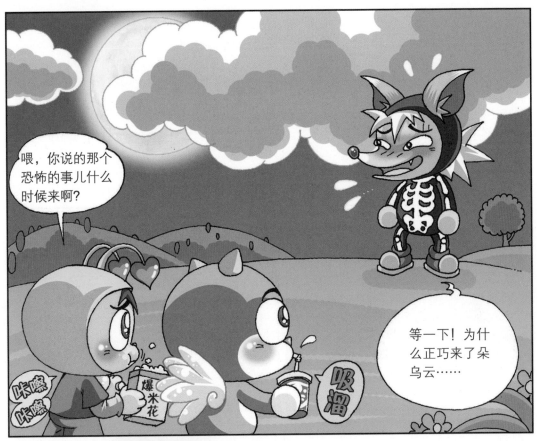

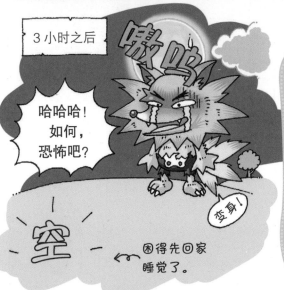

如果人感到害怕，那么交感神经（自主神经系统的一种）就会受到刺激，使得心跳加快，瞳孔散大，呼吸急促。此外，皮肤上的汗毛会竖立，皮肤会出汗，肌肉会变得紧张。随着汗液逐渐蒸发，体温下降，人体就会感受到"阴森"的凉意。此时多摸头，可以缓解头皮血管收缩痉挛，促进血液循环。

脑袋被撞后为什么会肿?

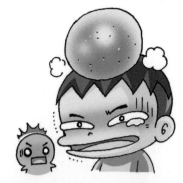

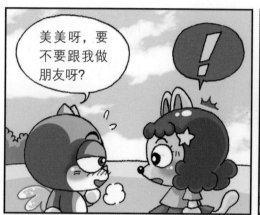

美美呀,要不要跟我做朋友呀?

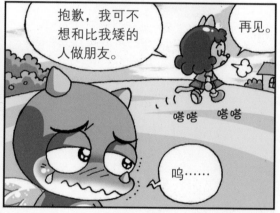

抱歉,我可不想和比我矮的人做朋友。

再见。

嗒嗒　嗒嗒

呜……

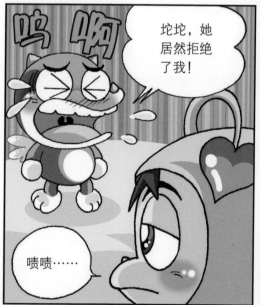

坨坨,她居然拒绝了我!

啧啧……

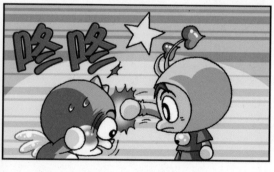

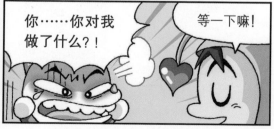

你……你对我做了什么?!

等一下嘛!

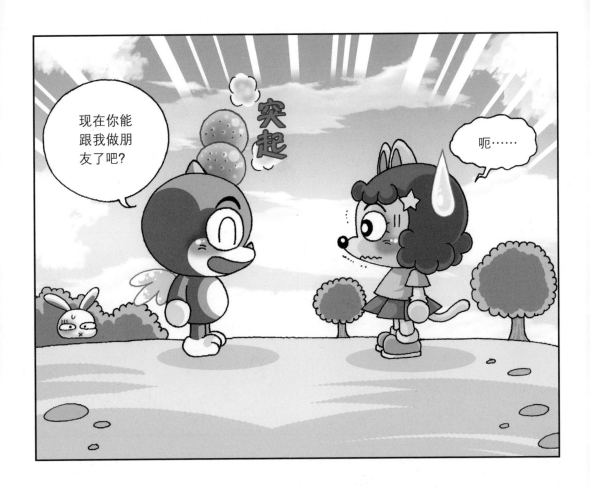

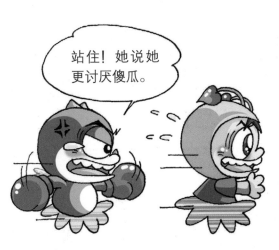

覆盖着颅骨的软组织（头皮）下藏着许许多多的血管。血管中流淌着血液。如果脑袋撞到了坚硬的物体，头皮下的血管就会破裂，导致血液从血管流出，囤积在皮肤底部形成血肿。所以受伤后，局部软组织会肿胀，形成鼓包。如果只是轻微磕碰，鼓包会快速消退。但为了防止脑损伤，我们还是应该避免磕碰到头部。

脑袋越大学习越好吗？

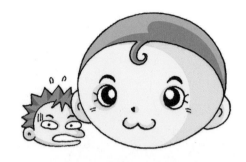

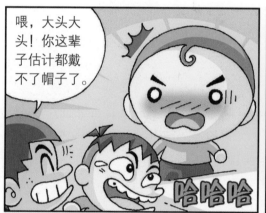

喂，大头大头！你这辈子估计都戴不了帽子了。

哈哈哈

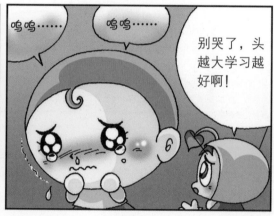

呜呜……

呜呜……

别哭了，头越大学习越好啊！

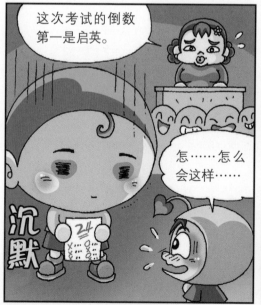

这次考试的倒数第一是启英。

怎……怎么会这样……

沉默

24

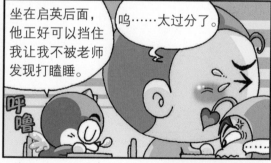

坐在启英后面，他正好可以挡住我让我不被老师发现打瞌睡。

呜……太过分了。

呼噜

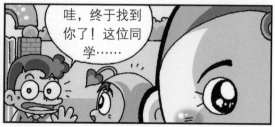

哇，终于找到你了！这位同学……

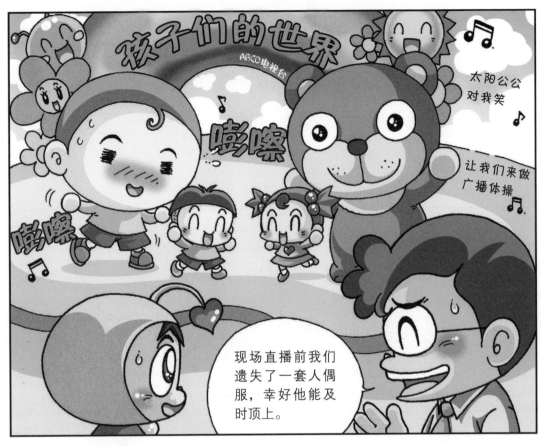

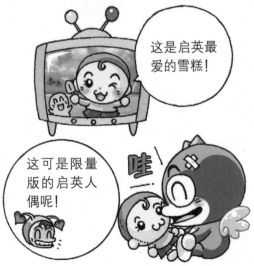

这是启英最爱的雪糕！

这可是限量版的启英人偶呢！

被称为"小宇宙"的大脑掌控着我们的思考、动作和感觉。大脑分为左脑和右脑，分别控制着不同的神经。大脑由约 140 亿个细胞组成，重约 1400 克。人脑的储存量非常大，可以记录生活中的很多信息。现代科学的多种研究表明，头部的大小及重量与大脑的机能并无直接关系。

为什么会晕车？

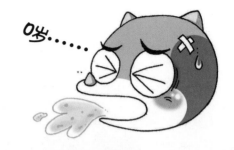

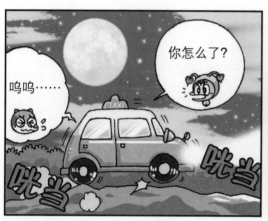

你怎么了？

呜呜……

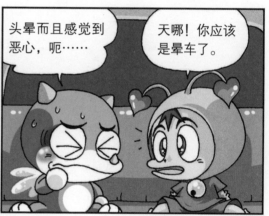

头晕而且感觉到恶心，呃……

天哪！你应该是晕车了。

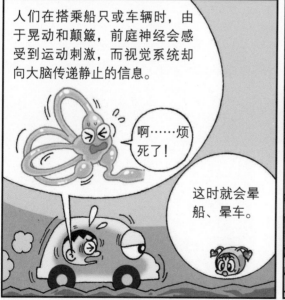

人们在搭乘船只或车辆时，由于晃动和颠簸，前庭神经会感受到运动刺激，而视觉系统却向大脑传递静止的信息。

啊……烦死了！

这时就会晕船、晕车。

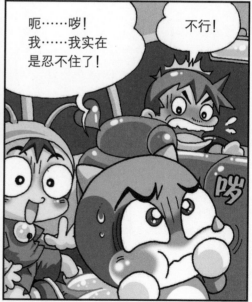

呃……哕！我……我实在是忍不住了！

不行！

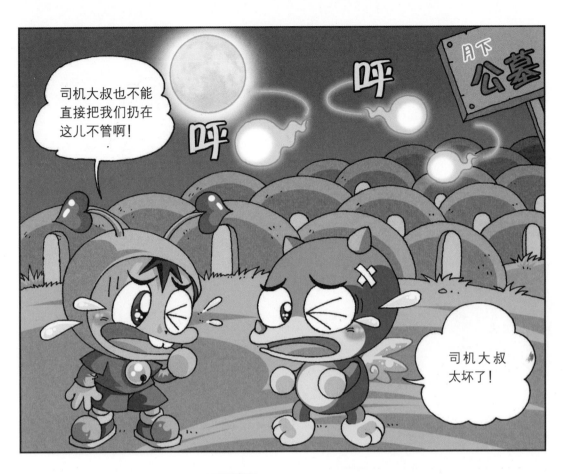

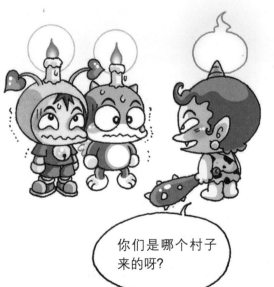

耳朵除了负责听觉之外，还负责维持我们身体的平衡。耳朵里有一个叫作半规管的结构，负责感知旋转和晃动，属于耳内前庭器官的一部分。前庭器官是人体对自身运动状态和头在空间位置的感受器。人在乘坐交通工具时，感受到的摇晃颠簸与声音振动会刺激前庭器官，从而导致身体产生一些不适症状，例如恶心、呕吐等。

什么是脚气？

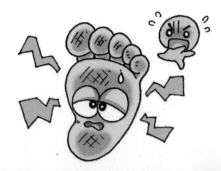

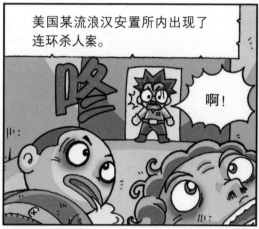

美国某流浪汉安置所内出现了连环杀人案。

啊！

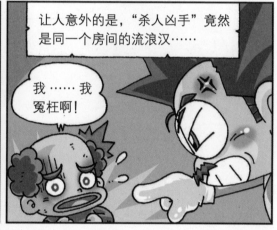

让人意外的是，"杀人凶手"竟然是同一个房间的流浪汉……

我……我冤枉啊！

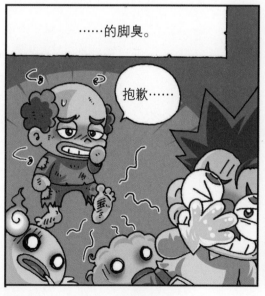

……的脚臭。

抱歉……

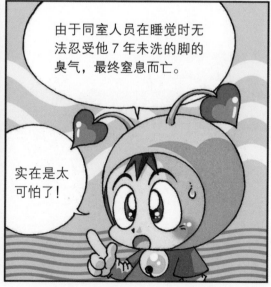

由于同室人员在睡觉时无法忍受他7年未洗的脚的臭气，最终窒息而亡。

实在是太可怕了！

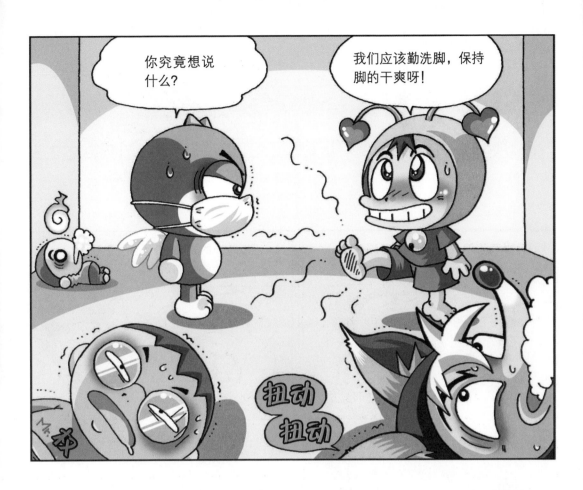

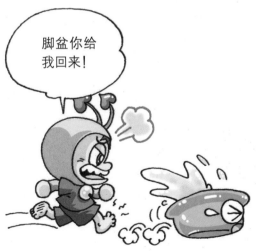

脚气是脚癣的俗称，是一种由致病性真菌引起的脚部皮肤病，且具有传染性。脚臭是脚部的细菌或真菌分解皮肤表面秽物而发出的臭味。人的脚部免疫防御机能较差，且容易出汗，在空气流通性差的情况下，容易因真菌繁殖形成脚气、散发臭味。因此，为了脚部的健康，我们应该勤洗脚，勤换袜，保持脚部的干爽。

为什么长时间暴晒容易变黑？

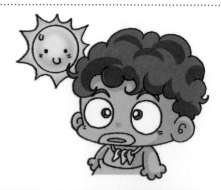

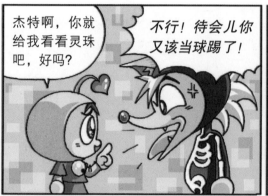

杰特啊，你就给我看看灵珠吧，好吗？

不行！待会儿你又该当球踢了！

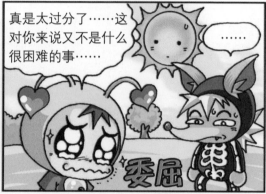

真是太过分了……这对你来说又不是什么很困难的事……

……

委屈

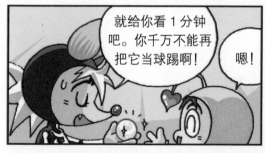

就给你看1分钟吧。你千万不能再把它当球踢啊！

嗯！

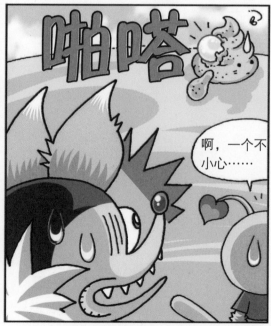

啪嗒

啊，一个不小心……

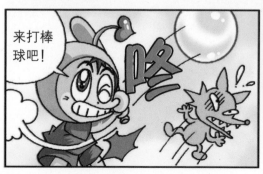

来打棒球吧！

咚

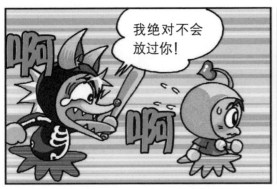

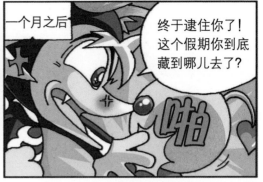

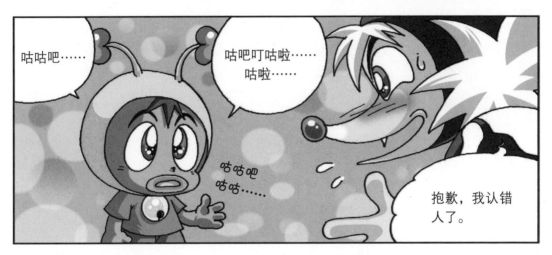

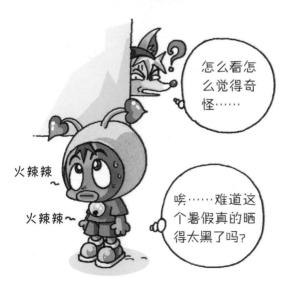

长时间暴晒会导致黑色素沉积，使我们皮肤变黑。但细胞中的黑色素可以吸收阳光中的紫外线，从而保护细胞里的DNA不被紫外线破坏。虽然紫外线可以促进人体合成维生素D，但如果皮肤被阳光长时间暴晒，不仅会加速老化，甚至会癌变。

人体无法产生黑色素的话会怎么样？

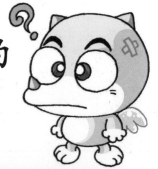

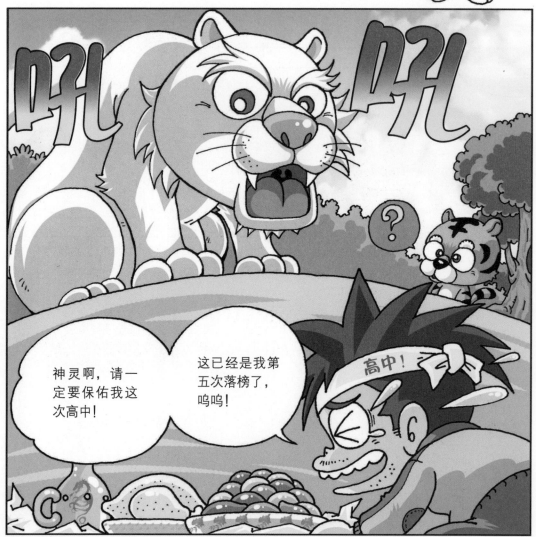

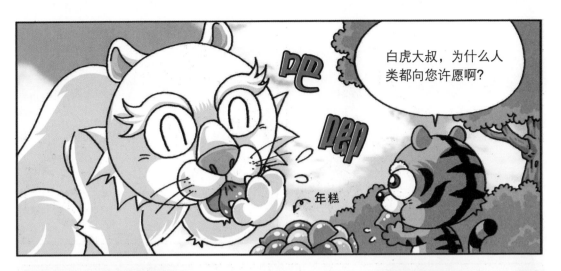

白虎大叔，为什么人类都向您许愿啊？

年糕

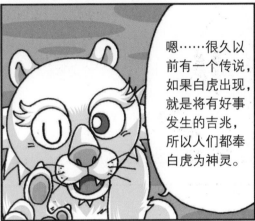

嗯……很久以前有一个传说，如果白虎出现，就是将有好事发生的吉兆，所以人们都奉白虎为神灵。

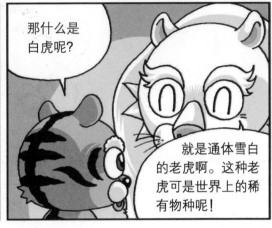

那什么是白虎呢？

就是通体雪白的老虎啊。这种老虎可是世界上的稀有物种呢！

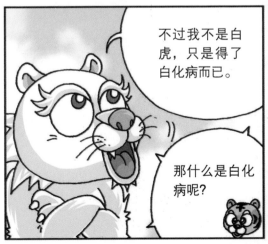

不过我不是白虎，只是得了白化病而已。

那什么是白化病呢？

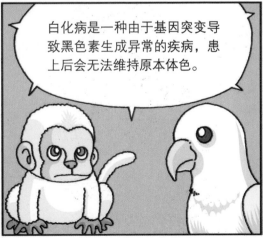

白化病是一种由于基因突变导致黑色素生成异常的疾病，患上后会无法维持原本体色。

关于人体的点点滴滴

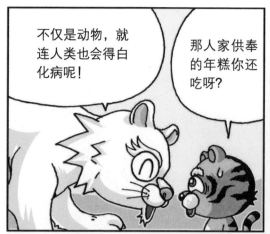

不仅是动物，就连人类也会得白化病呢！

那人家供奉的年糕你还吃呀？

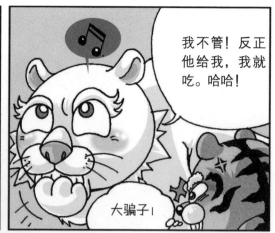

我不管！反正他给我，我就吃。哈哈！

大骗子！

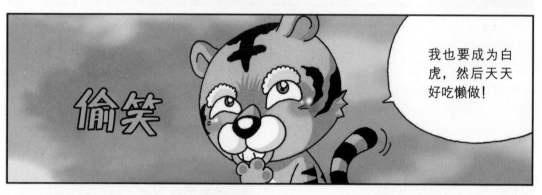

偷笑

我也要成为白虎，然后天天好吃懒做！

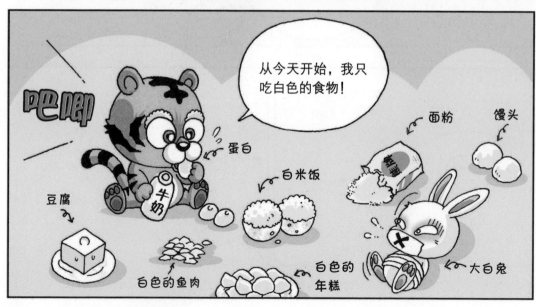

从今天开始，我只吃白色的食物！

吧唧

蛋白

牛奶

豆腐

白米饭

面粉

馒头

白色的鱼肉

白色的年糕

大白兔

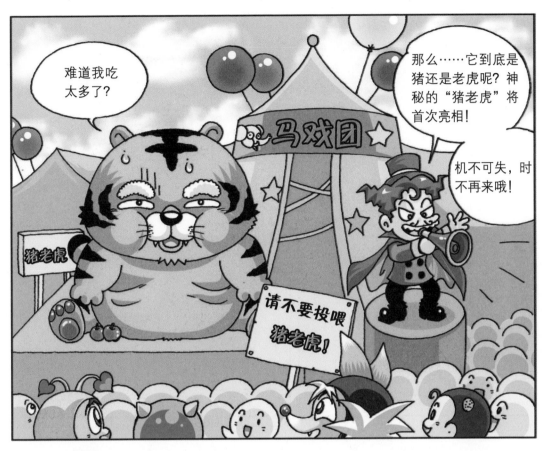

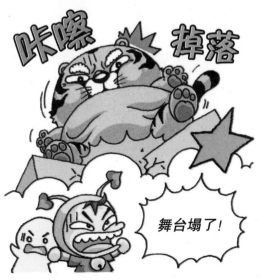

白化病是一种遗传性疾病，因黑色素生成异常，使得皮肤呈乳白色或粉色，毛发呈淡白色或淡黄色。白化病患者的视网膜无色素，虹膜和瞳孔呈淡粉色。动物也有可能患白化病，例如白蛇、白龟等白色动物。还有研究发现，植物也会得"白化病"，叶绿素缺失，会导致叶片呈白色。

为什么会过敏?

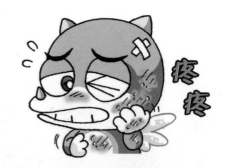

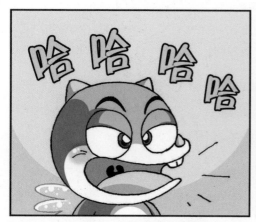

哈哈哈哈

我接到了美美的晚餐邀约呢!哈哈哈哈!

我也接到了邀请呢!

瞧你嘚瑟的……

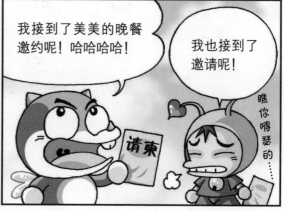

对了!

你去哪儿?

阿嚏!我对花粉过敏!

哼,还真是麻烦!怎么可能会过敏……

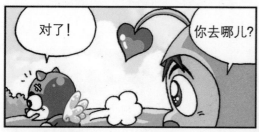

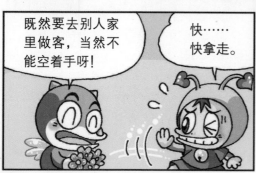

既然要去别人家里做客,当然不能空着手呀!

快……快拿走。

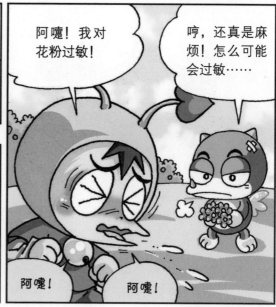

阿嚏!

阿嚏!

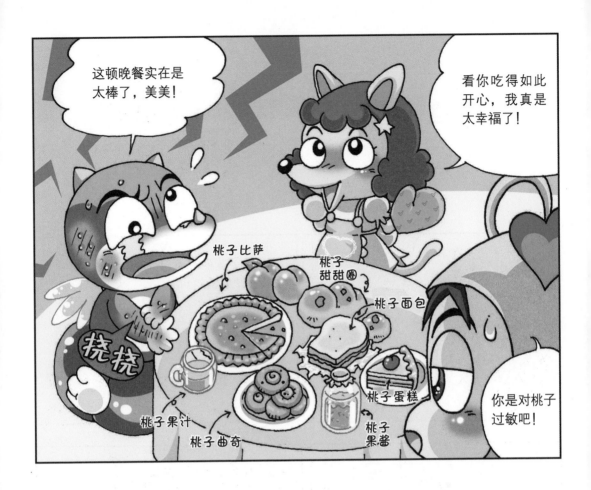

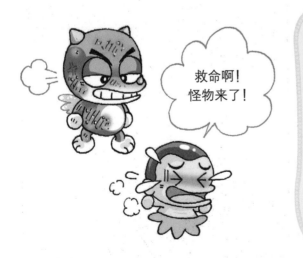

过敏是某些物质进入人体后，所引发的身体免疫系统的异常反应。过敏最常见的症状是皮肤过敏，出现红、痒等情况。这些引发过敏的物质称为"变应原"，是造成过敏的必要条件。根据个人体质不同，花粉、尘土、牛奶、海鲜等都会成为变应原。此外，气温或者空气湿度变化很大的换季期，也容易导致过敏。

为什么剪头发不会疼？

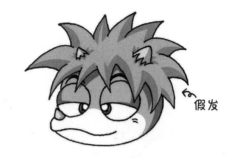

假发

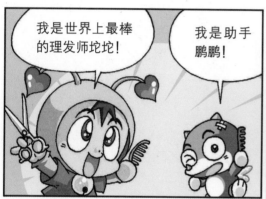

我是世界上最棒的理发师坨坨！

我是助手鹏鹏！

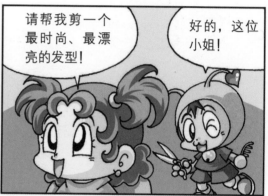

请帮我剪一个最时尚、最漂亮的发型！

好的，这位小姐！

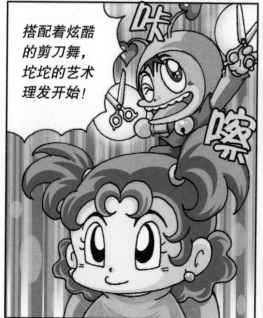

搭配着炫酷的剪刀舞，坨坨的艺术理发开始！

咔嚓

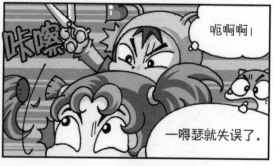

咔嚓

呃啊啊！

一嘚瑟就失误了。

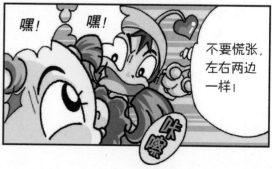

嘿！

嘿！

不要慌张，左右两边一样！

咔嚓

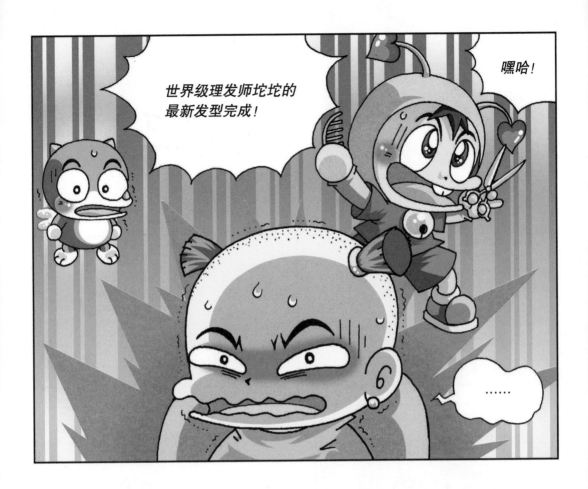

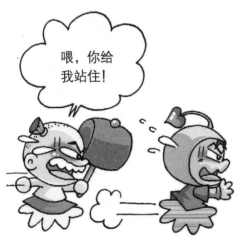

头发主要从头皮表皮以下的毛囊中生长出来，每周能生长2毫米左右。一般情况下，人约有10万根头发。由于头发不是器官，所以不含神经和血管，我们剪头发时就感觉不到疼痛。头发分布的形状根据毛囊分布的形状不同而各异，头发的颜色则与头发里所含的黑色素、金属元素等因素有关。

寒冷的时候人为什么会发抖？

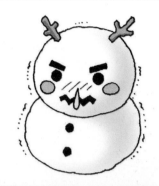

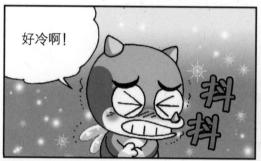

好冷啊！

抖抖

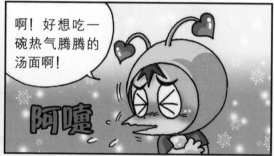

啊！好想吃一碗热气腾腾的汤面啊！

阿嚏

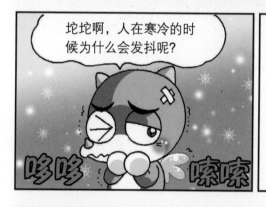

坨坨啊，人在寒冷的时候为什么会发抖呢？

哆哆　嗦嗦

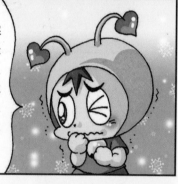

这是因为天气寒冷使得体温无法维持在正常区间，人体肌肉就会通过抖动产生热量以维持体温平衡。

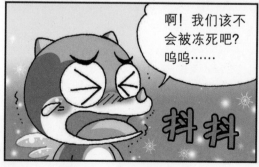

啊！我们该不会被冻死吧？呜呜……

抖抖

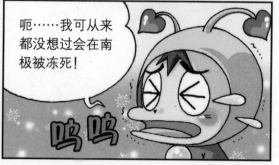

呃……我可从来都没想过会在南极被冻死！

呜呜

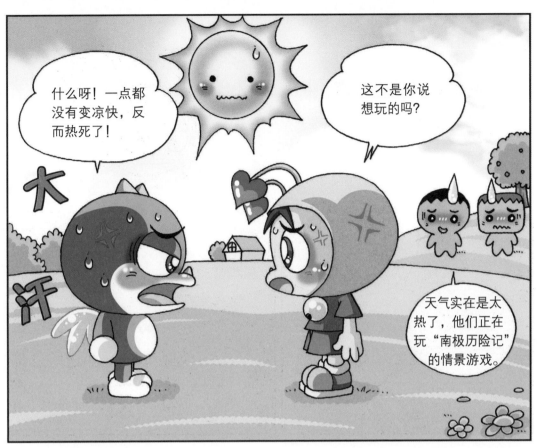

什么呀！一点都没有变凉快，反而热死了！

这不是你说想玩的吗？

天气实在是太热了，他们正在玩"南极历险记"的情景游戏。

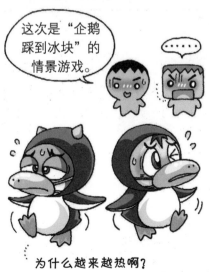

这次是"企鹅踩到冰块"的情景游戏。

为什么越来越热啊？

当人体感到寒冷时，汗毛下的立毛肌就会收缩，汗毛也会竖起，这是皮肤防止热量流失的自我保护机制。如果气温极低，就连起鸡皮疙瘩都无法维持，人体的肌肉就会不自主颤抖产生热量。人体在天冷的时候会蜷缩也是为了减少体表和冷空气的接触面积，减少热量的散发。

为什么会产生眼屎?

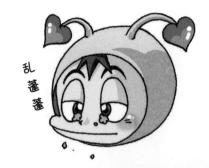

乱蓬蓬

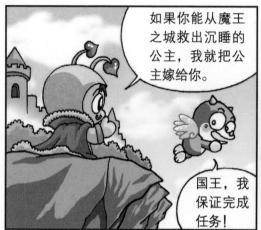

如果你能从魔王之城救出沉睡的公主,我就把公主嫁给你。

国王,我保证完成任务!

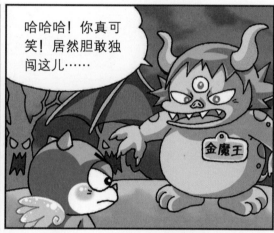

哈哈哈!你真可笑!居然胆敢独闯这儿……

金魔王

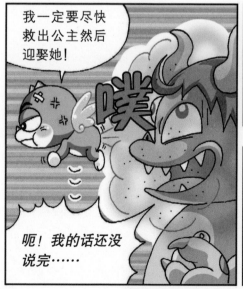

我一定要尽快救出公主然后迎娶她!

噗

呃!我的话还没说完……

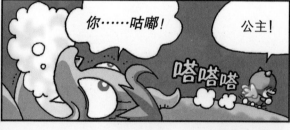

你……咕嘟!

公主!

嗒嗒嗒

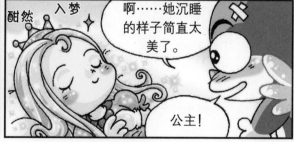

酣然 入梦

啊……她沉睡的样子简直太美了。

公主!

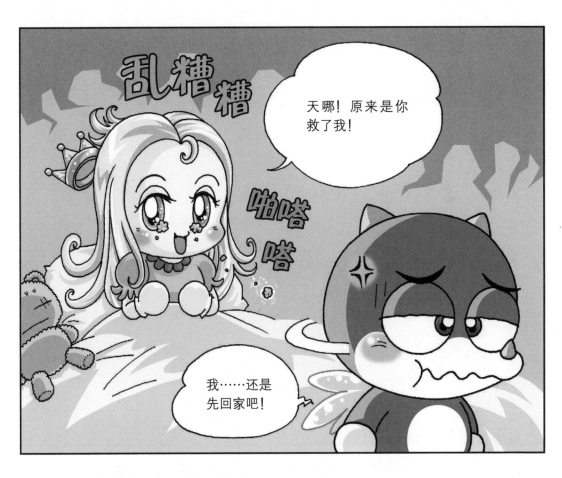

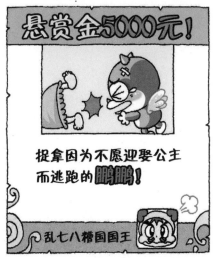

悬赏金5000元!

捉拿因为不愿迎娶公主
而逃跑的鹏鹏!

乱七八糟国国王

我们的眼皮里有一块像软骨一样的东西叫"睑板"。白天睑板会分泌油脂。晚上,在人睡觉时,眼皮长时间紧闭,但睑板还在工作,油脂仍在分泌中。晚上分泌的油脂和白天的分泌物、灰尘混杂在一起,在眼角堆积,水分蒸发后就形成了眼屎。眼屎的多少也可以作为眼部是否有疾病的信号。

什么是色盲？

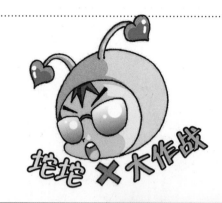

坨坨 X 大作战

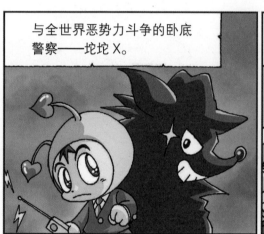

与全世界恶势力斗争的卧底警察——坨坨 X。

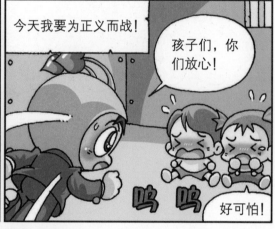

今天我要为正义而战！

孩子们，你们放心！

呜 呜

好可怕！

嘀嗒
嘀嗒

天哪！

请立即拆除定时炸弹！只要剪断红色电线，计时器就会停止计时！

真的吗？这也太简单了吧！

嘀嗒
嘀嗒

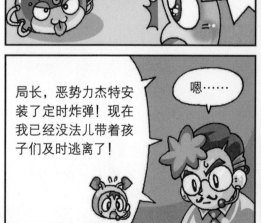

局长，恶势力杰特安装了定时炸弹！现在我已经没法儿带着孩子们及时逃离了！

嗯……

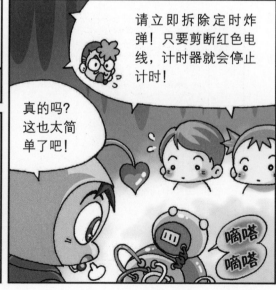

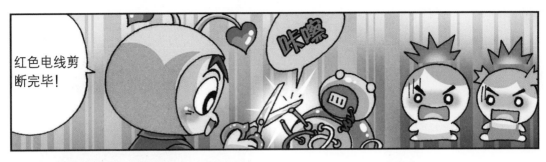

红色电线剪断完毕!

咔嚓

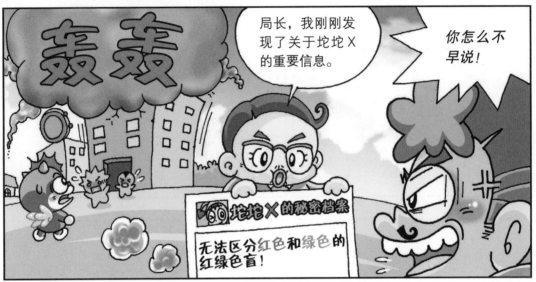

轰轰

局长,我刚刚发现了关于坨坨X的重要信息。

你怎么不早说!

坨坨X的秘密档案

无法区分红色和绿色的红绿色盲!

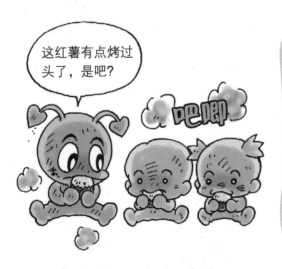

这红薯有点烤过头了,是吧?

啪唧

色盲是色觉异常的俗称,是人类常见的遗传病之一,发病人数较多,而且男性发病率远高于女性。色盲可分为一色视(全色盲)与二色视(部分色盲)及三色视(色弱)。通常红绿色盲较多,红色盲又称第一色盲,绿色盲称为第二色盲。

什么是痛觉？

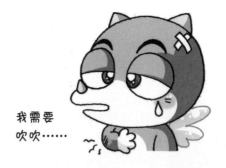

我需要吹吹……

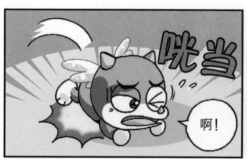

咣当

啊呀呀！好疼啊！呜呜！

啊！

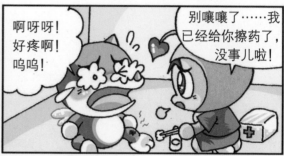

别嚷嚷了……我已经给你擦药了，没事儿啦！

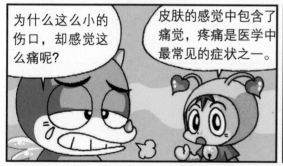

为什么这么小的伤口，却感觉这么痛呢？

皮肤的感觉中包含了痛觉，疼痛是医学中最常见的症状之一。

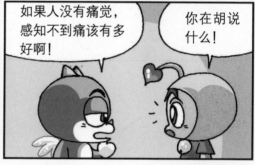

如果人没有痛觉，感知不到痛该有多好啊！

你在胡说什么！

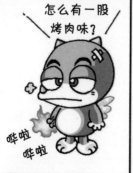

如果无法感知到疼痛，我们就不易察觉身体上出现的问题，很可能会错过最佳的治疗时机。

怎么有一股烤肉味？

哗啦哗啦

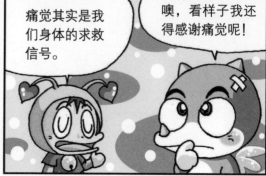

痛觉其实是我们身体的求救信号。

噢，看样子我还得感谢痛觉呢！

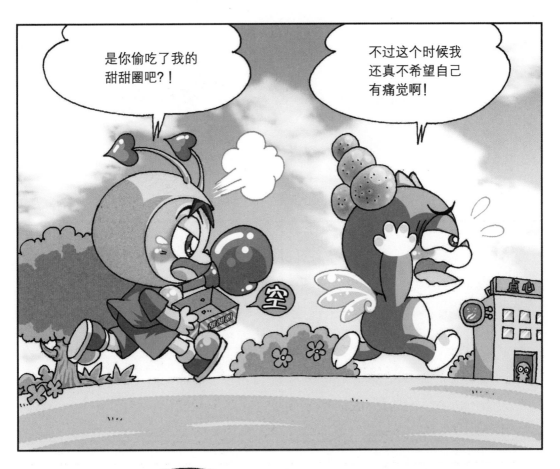

是你偷吃了我的甜甜圈吧?!

不过这个时候我还真不希望自己有痛觉啊!

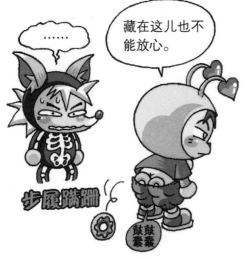

……

藏在这儿也不能放心。

一般来说,我们的皮肤感觉主要有四种,即触觉、冷觉、温觉和痛觉。当神经末梢受到直接刺激,或机体受到伤害性刺激时,皮肤会感觉疼痛。所以如果皮肤接触到了过热或者是过冷的物体,也会通过痛觉形成痛症,提醒人体启动自我保护机制。

为什么会形成皱纹？

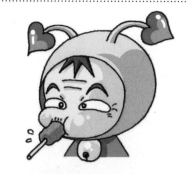

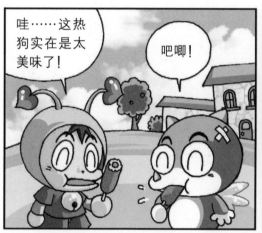

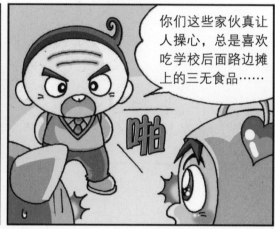

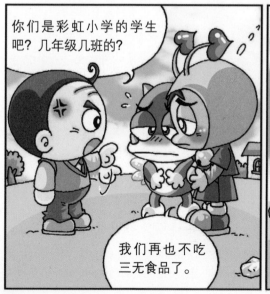

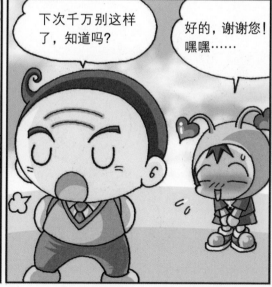

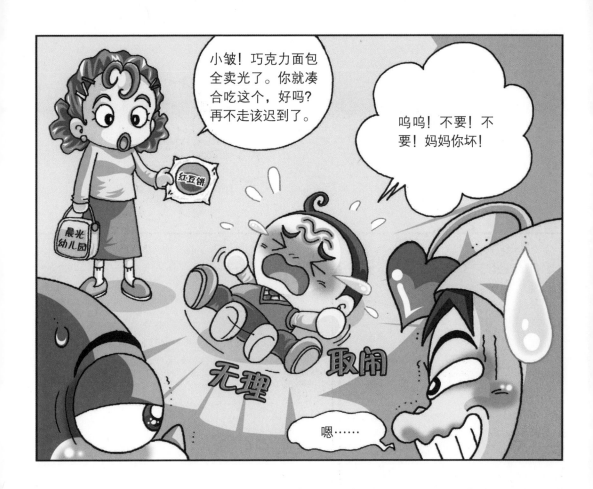

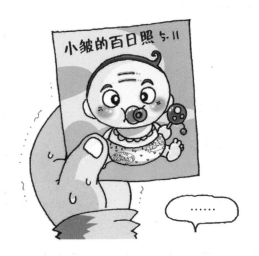

皱纹是指皮肤真皮组织中的水分或者是皮下脂肪减少所造成的皮肤老化现象。人体越是经常活动的部位越容易出现皱纹，所以脸部经常做表情的部位也容易出现皱纹。为了预防皱纹的形成，可以减少挤眉弄眼的次数，也可以减少日光暴晒的时间。此外，使用适合自己皮肤类型的护肤品，也能在一定程度上延缓皱纹的产生。

肺泡有什么作用？

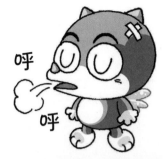

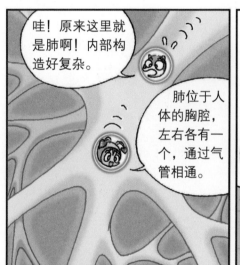

哇！原来这里就是肺啊！内部构造好复杂。

肺位于人体的胸腔，左右各有一个，通过气管相通。

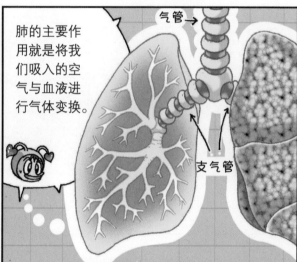

肺的主要作用就是将我们吸入的空气与血液进行气体变换。

气管→

支气管

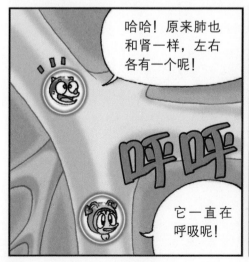

哈哈！原来肺也和肾一样，左右各有一个呢！

呼呼

它一直在呼吸呢！

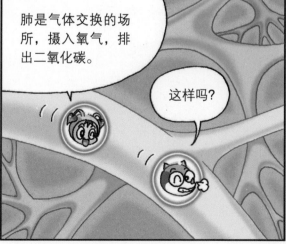

肺是气体交换的场所，摄入氧气，排出二氧化碳。

这样吗？

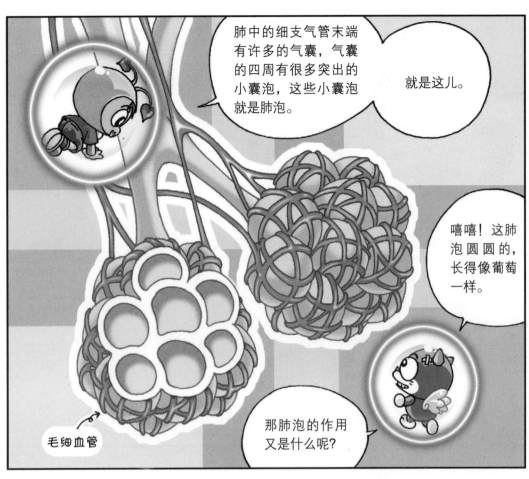

肺中的细支气管末端有许多的气囊，气囊的四周有很多突出的小囊泡，这些小囊泡就是肺泡。

就是这儿。

嘻嘻！这肺泡圆圆的，长得像葡萄一样。

那肺泡的作用又是什么呢？

毛细血管

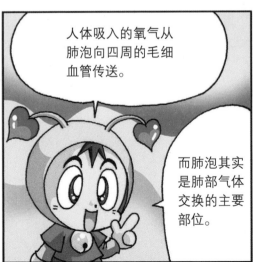

人体吸入的氧气从肺泡向四周的毛细血管传送。

而肺泡其实是肺部气体交换的主要部位。

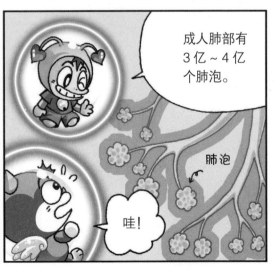

成人肺部有3亿～4亿个肺泡。

肺泡

哇！

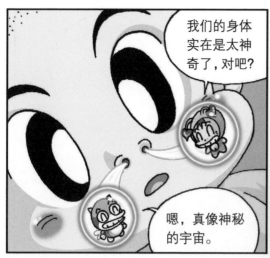

我们的身体实在是太神奇了，对吧？

嗯，真像神秘的宇宙。

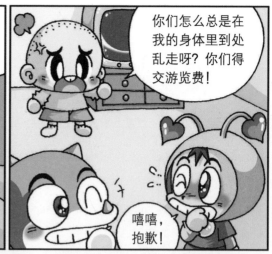

你们怎么总是在我的身体里到处乱走呀？你们得交游览费！

嘻嘻，抱歉！

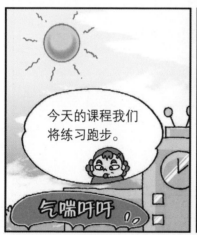

今天的课程我们将练习跑步。

气喘吁吁

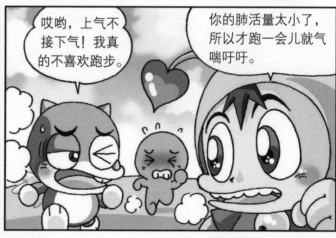

哎哟，上气不接下气！我真的不喜欢跑步。

你的肺活量太小了，所以才跑一会儿就气喘吁吁。

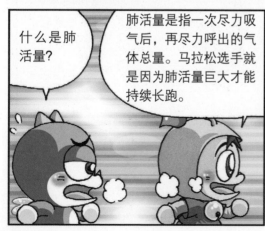

什么是肺活量？

肺活量是指一次尽力吸气后，再尽力呼出的气体总量。马拉松选手就是因为肺活量巨大才能持续长跑。

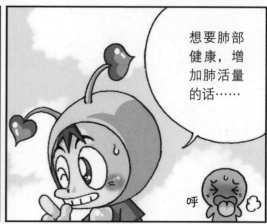

想要肺部健康，增加肺活量的话……

呼

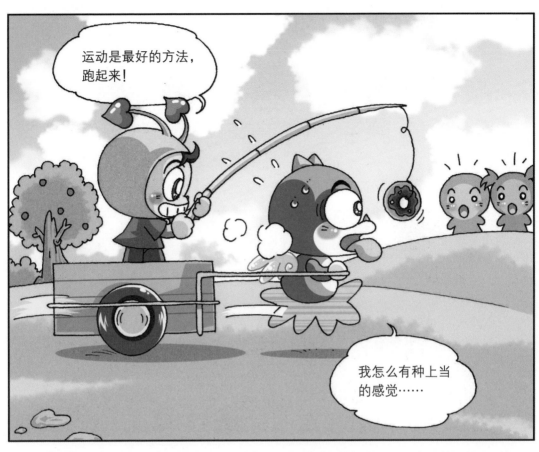

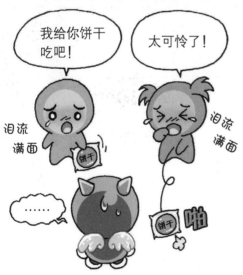

肺中的细支气管末端膨大成囊，气囊四周有很多突出的葡萄状小囊泡，这就是肺泡。肺泡在吸气时鼓起，并向周围的毛细血管提供氧气；呼气时收缩，血液中的二氧化碳便随着呼气排出体外。肺泡其实是肺部气体交换的主要部位，每个肺泡的直径大约为0.2毫米，成人肺部有3亿～4亿个肺泡。

颅骨上为什么会有缝隙？

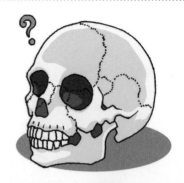

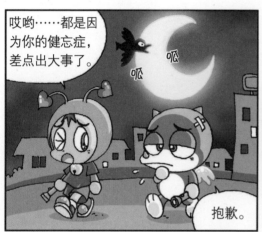

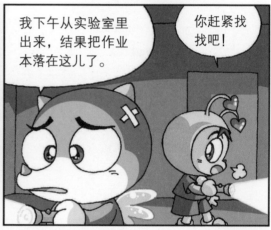

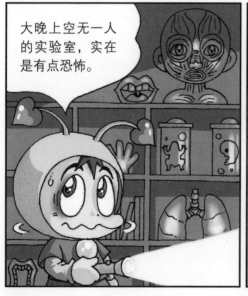

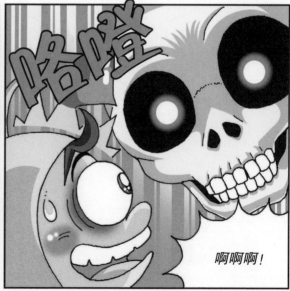

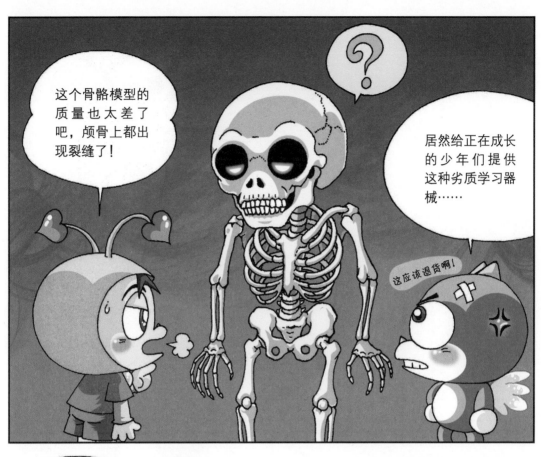

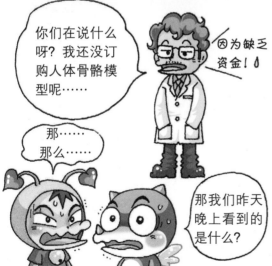

颅总共由 8 块脑颅骨和 15 块面颅骨组成，共计 23 块颅骨，起到保护脑部的作用。除下颌骨和舌骨外，颅骨依靠骨缝和软骨等牢固结合。从出生到 7 岁是颅的快速生长期，7 岁到性成熟期是颅生长的相对静止期，性成熟期到 25 岁为颅的成长期。颅的发育情况性别差异明显。

X光片中的骨头是什么样子的?

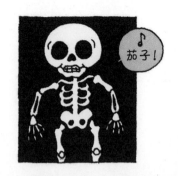

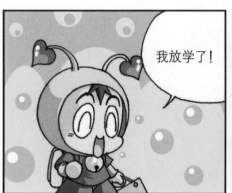

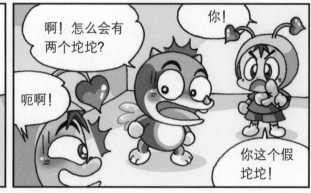

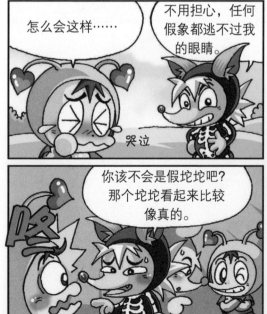

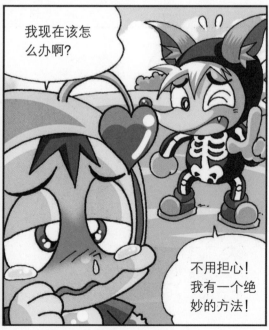

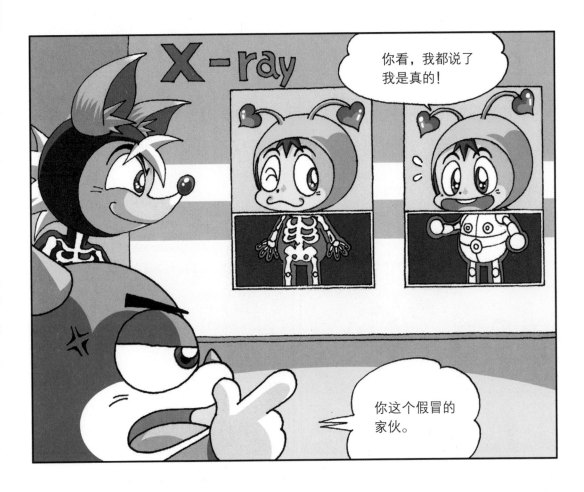

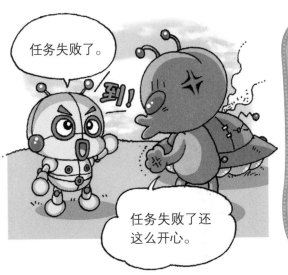

1895年，德国物理学家威廉·康拉德·伦琴发现了X射线，它可以透过人体组织探测到身体内部的组织和构造。X射线与光线类似，均属于电磁波，但X射线的穿透力更强。我们能通过X光片检查人体疾病，尤其是对于包含了多种器官的胸部。医生在进行检查时通常都会根据胸部X光片（胸片），来判断胸部的器官是否出现病变。

关于人体的点点滴滴　　**129**

颅骨中可以自由活动的骨头是哪块?

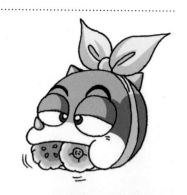

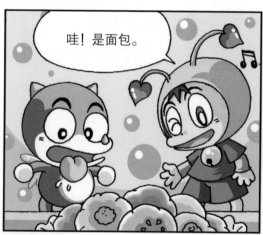

哇! 是面包。

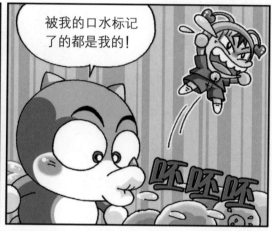

被我的口水标记了的都是我的!

呸呸呸

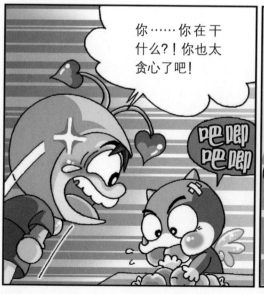

你……你在干什么?! 你也太贪心了吧!

吧唧吧唧

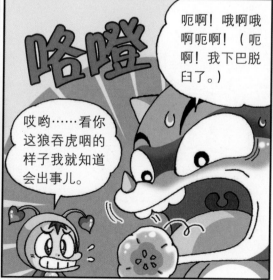

咯噔

呃啊! 哦啊哦啊呃啊! (呃啊! 我下巴脱臼了。)

哎哟……看你这狼吞虎咽的样子我就知道会出事儿。

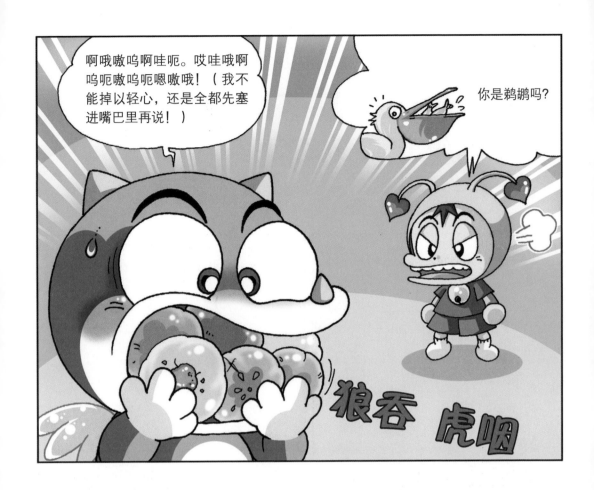

啊哦嗷呜啊哇呃。哎哇哦啊呜呃嗷呜呃嗯嗷哦！（我不能掉以轻心，还是全都先塞进嘴巴里再说！）

你是鹈鹕吗？

狼吞 虎咽

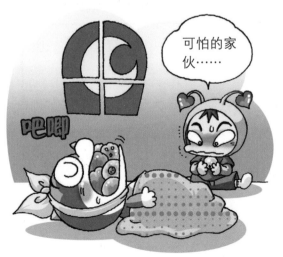

可怕的家伙……

下巴（下颌）与颅骨其实是分离的，它主要依靠韧带和肌肉与颅骨相连接。下巴处有神经、血管以及肌肉等，可以使下巴自由活动，因此我们能够顺利地咀嚼食物和说话。但如果我们经常咀嚼坚硬的食物或者做大幅度的张嘴活动，就容易造成颌关节活动障碍，导致下巴活动时出现异响、下巴无法闭合等情况。

人体为什么需要软骨?

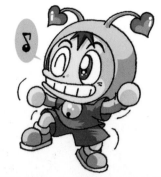

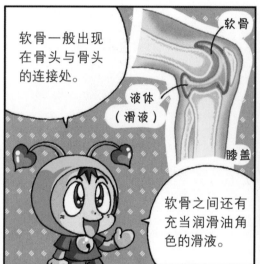

软骨一般出现在骨头与骨头的连接处。

软骨

液体（滑液）

膝盖

软骨之间还有充当润滑油角色的滑液。

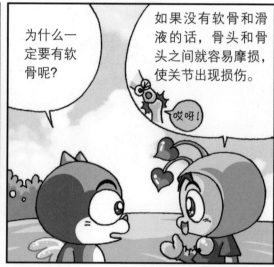

为什么一定要有软骨呢？

如果没有软骨和滑液的话，骨头和骨头之间就容易摩损，使关节出现损伤。

哎呀！

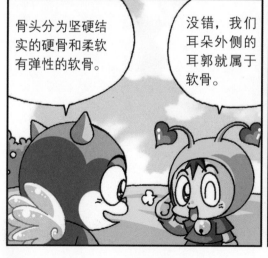

骨头分为坚硬结实的硬骨和柔软有弹性的软骨。

没错，我们耳朵外侧的耳郭就属于软骨。

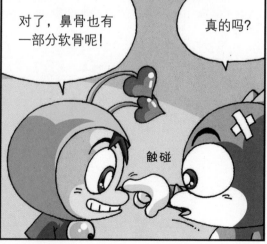

对了，鼻骨也有一部分软骨呢！

真的吗？

触碰

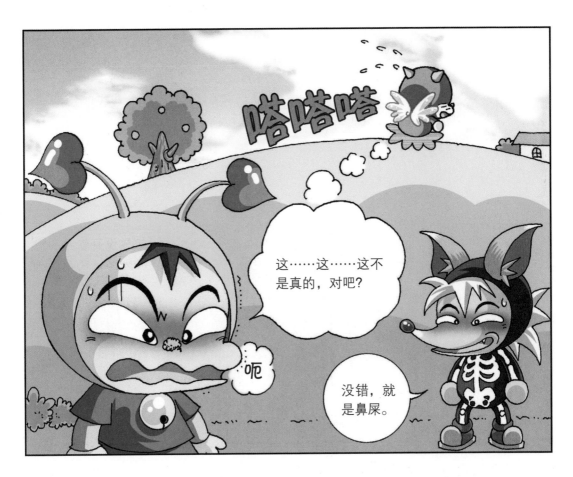

嗒嗒嗒

这⋯⋯这⋯⋯这不是真的，对吧？

呃

没错，就是鼻屎。

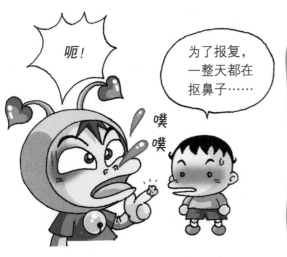

呃！

为了报复，一整天都在抠鼻子⋯⋯

噗噗

软骨比硬骨更有弹性，所以如果受到力量挤压，软骨会随着压力变形。软骨的主要作用是吸收冲击力，减少骨头与骨头之间的摩擦，使关节能够自由活动。如果软骨出现磨损，那么骨骼间摩擦就会出现疼痛，这就是所谓的关节炎。软骨一般呈半透明状，鼻子、耳郭等部位都包含软骨。

水疱是如何产生的？

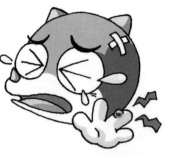

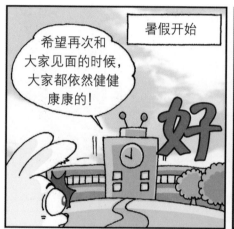

暑假开始

希望再次和大家见面的时候，大家都依然健健康康的！

好

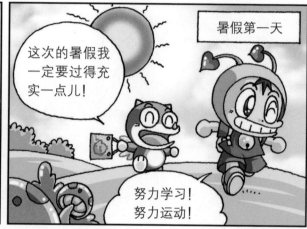

暑假第一天

这次的暑假我一定要过得充实一点儿！

努力学习！努力运动！

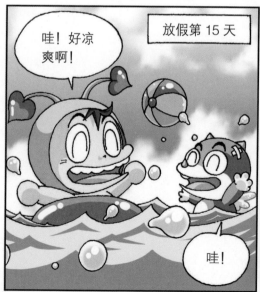

放假第 15 天

哇！好凉爽啊！

哇！

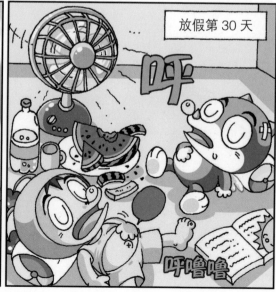

放假第 30 天

呼

呼噜噜

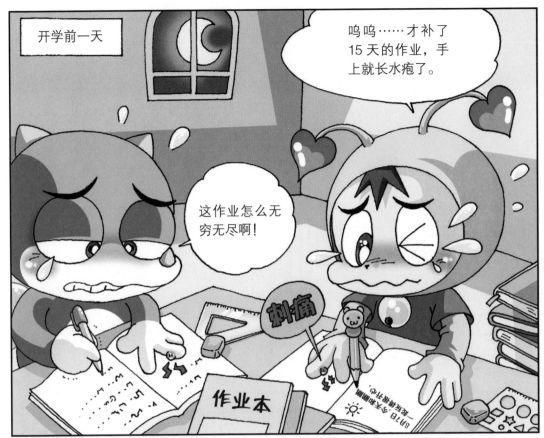

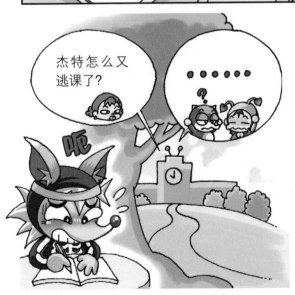

如果皮肤持续受到不常见的刺激（如压力），真皮（皮肤内部）和表皮（皮肤外部）之间就会聚集起液体，液体隆起后就形成水疱。穿新鞋、长时间步行或者玩单杠之后，脚上或手上都容易形成水疱。水疱破裂容易导致细菌入侵体内，会发生感染，所以应该等待水疱自行消退。

什么是皴?

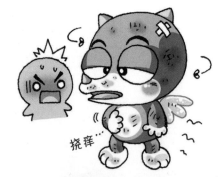

挠痒…

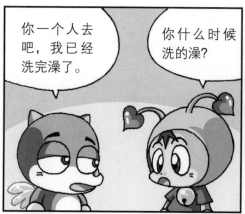

你一个人去吧,我已经洗完澡了。

你什么时候洗的澡?

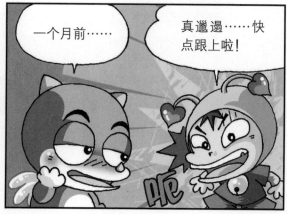

一个月前……

真邋遢……快点跟上啦!

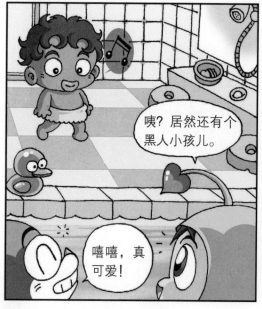

咦?居然还有个黑人小孩儿。

嘻嘻,真可爱!

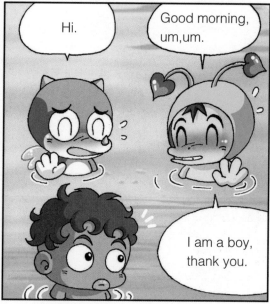

Hi.

Good morning, um,um.

I am a boy, thank you.

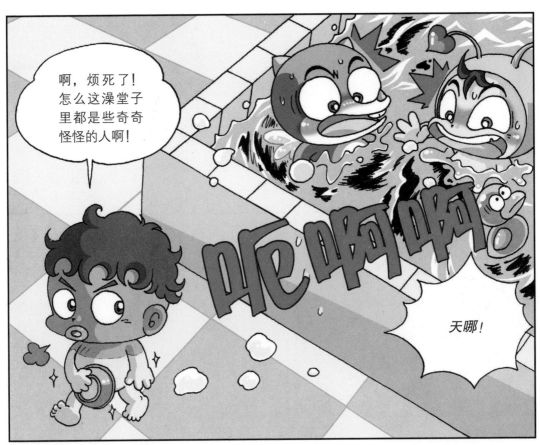

我们的表皮会一直产生新的细胞，新的细胞生成后，就会将老的细胞推挤至皮肤表面，老细胞会逐渐死亡形成角质层。脱落的角质层与皮脂、汗液、灰尘等混合后，就形成了我们常说的皲。皲可以防止人类所需的水分快速流失，所以如果清除过度，很容易导致皮肤损伤。

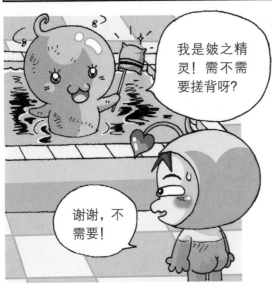

关于人体的点点滴滴

有没有能让大脑变聪明的食物？

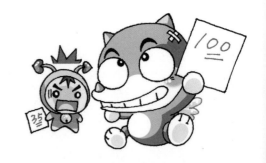

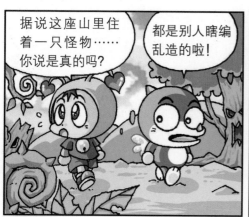

据说这座山里住着一只怪物……你说是真的吗？

都是别人瞎编乱造的啦！

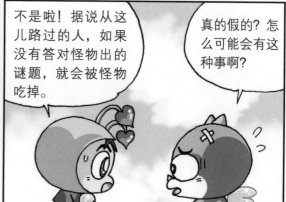

不是啦！据说从这儿路过的人，如果没有答对怪物出的谜题，就会被怪物吃掉。

真的假的？怎么可能会有这种事啊？

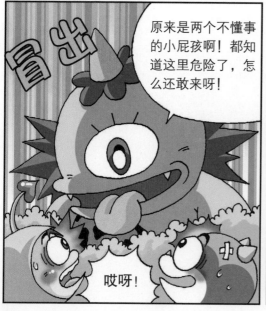

原来是两个不懂事的小屁孩啊！都知道这里危险了，怎么还敢来呀！

哎呀！

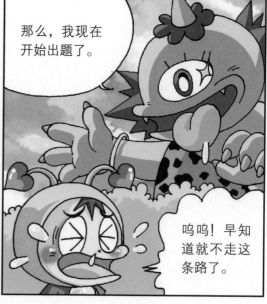

那么，我现在开始出题了。

呜呜！早知道就不走这条路了。

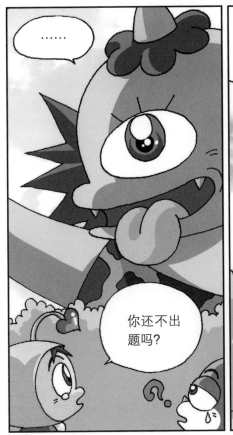

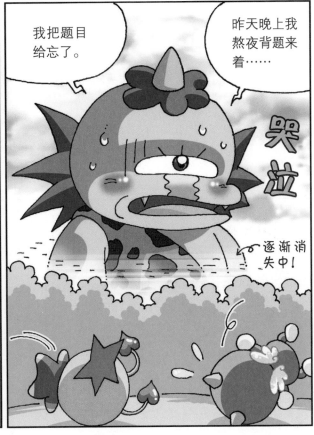

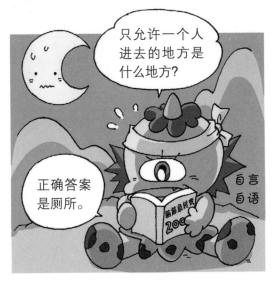

虽然没有一吃就能使大脑变聪明的食物，但是有帮助大脑活跃的食物。大豆、蛋黄、牛奶等食物中都含有丰富的卵磷脂，能增强大脑活力和记忆力。此外，DHA是人的大脑发育所需的重要物质之一，有利于增强学习和记忆功能。人们可以通过食用鱼类、藻类、干果类等食物摄取人体所需的DHA。多食用绿叶蔬菜和富含维生素C的水果也能保持大脑正常运作。

骨质疏松症是什么病？

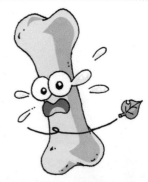

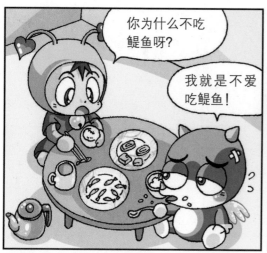

你为什么不吃鳀鱼呀？

我就是不爱吃鳀鱼！

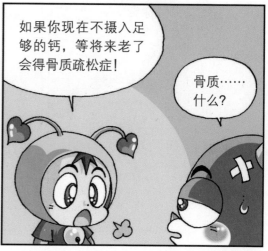

如果你现在不摄入足够的钙，等将来老了会得骨质疏松症！

骨质……什么？

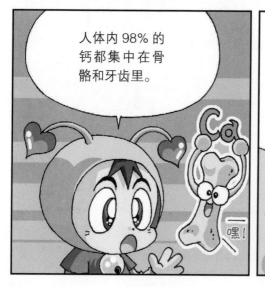

人体内98%的钙都集中在骨骼和牙齿里。

嘿！

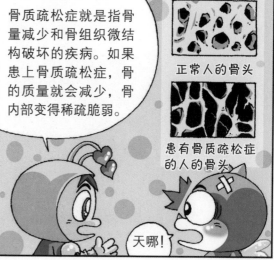

骨质疏松症就是指骨量减少和骨组织微结构破坏的疾病。如果患上骨质疏松症，骨的质量就会减少，骨内部变得稀疏脆弱。

正常人的骨头

患有骨质疏松症的人的骨头

天哪！

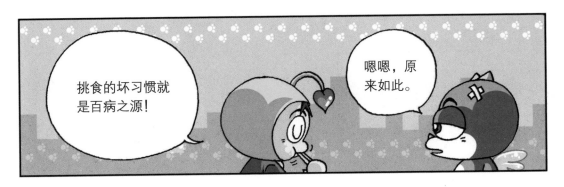

挑食的坏习惯就是百病之源!

嗯嗯，原来如此。

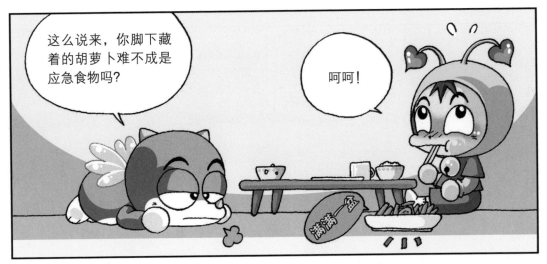

这么说来，你脚下藏着的胡萝卜难不成是应急食物吗?

呵呵!

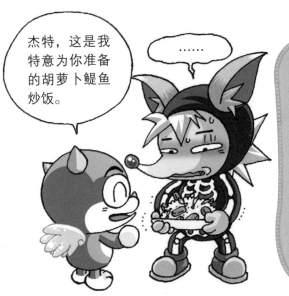

杰特，这是我特意为你准备的胡萝卜鳗鱼炒饭。

……

骨质疏松症的特征是单位体积内骨量减少、骨质稀疏、骨密度降低，这会致使骨头变脆而容易发生骨折。为了预防骨质疏松症，我们平时应该多食用奶制品、鱼类、豆类等富含钙的食物，尽量不吃加工食品，适当晒太阳，坚持规律运动等。

血液是由什么组成的？

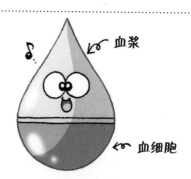

血浆

血细胞

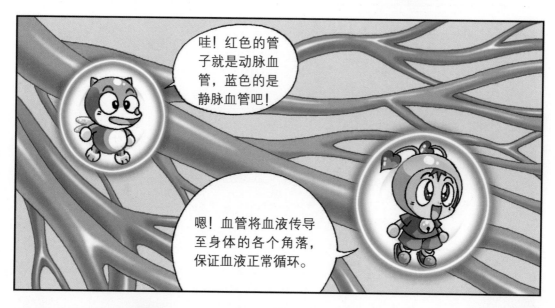

哇！红色的管子就是动脉血管，蓝色的是静脉血管吧！

嗯！血管将血液传导至身体的各个角落，保证血液正常循环。

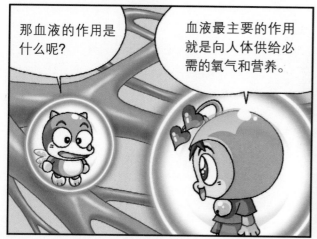

那血液的作用是什么呢？

血液最主要的作用就是向人体供给必需的氧气和营养。

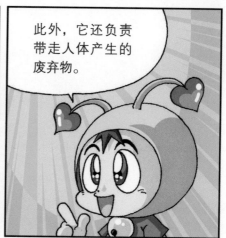

此外，它还负责带走人体产生的废弃物。

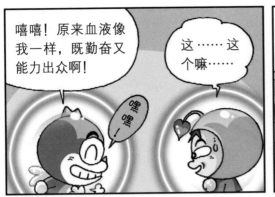

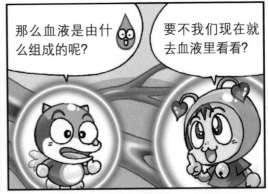

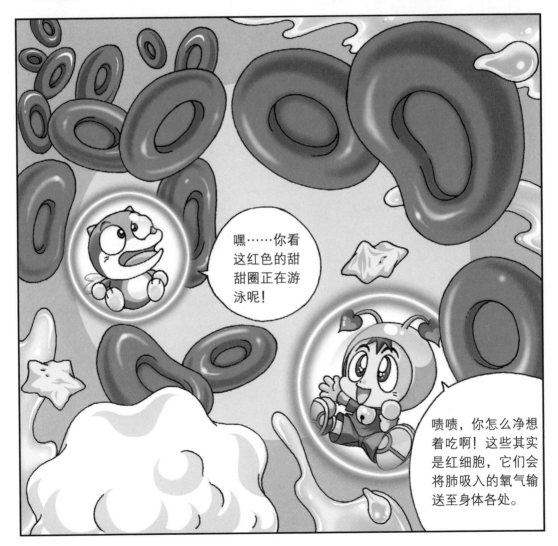

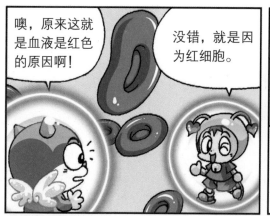

噢，原来这就是血液是红色的原因啊！

没错，就是因为红细胞。

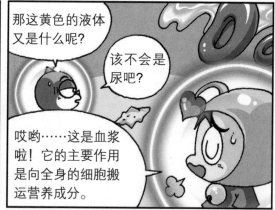

那这黄色的液体又是什么呢？

该不会是尿吧？

哎哟……这是血浆啦！它的主要作用是向全身的细胞搬运营养成分。

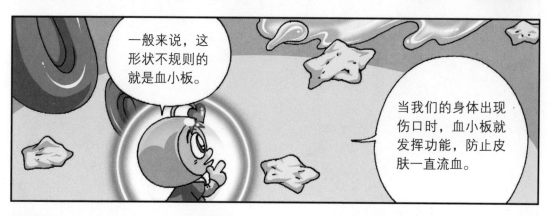

一般来说，这形状不规则的就是血小板。

当我们的身体出现伤口时，血小板就发挥功能，防止皮肤一直流血。

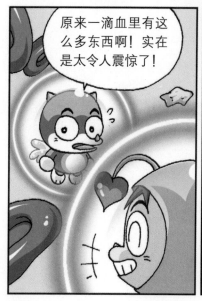

原来一滴血里有这么多东西啊！实在是太令人震惊了！

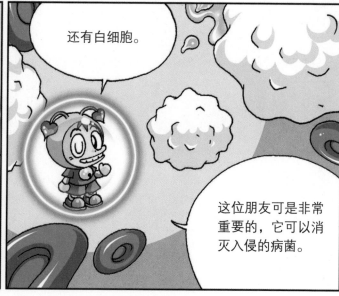

还有白细胞。

这位朋友可是非常重要的，它可以消灭入侵的病菌。

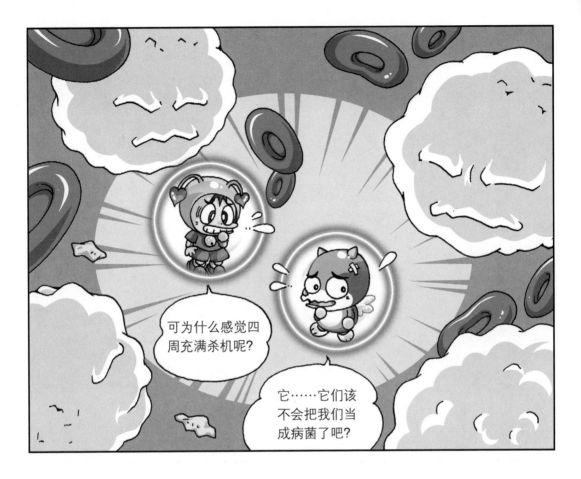

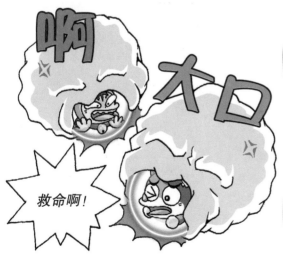

血液由血浆、血细胞（红细胞、白细胞、血小板）组成，具有运输、调节人体温度、免疫防御、参与体液调节等功能。血浆是浅黄色半透明液体，负责运输维持人体生命活动所需的物质和体内产生的废物等。圆盘状的红细胞中含有血红蛋白，因此血液呈红色。白细胞被称为免疫细胞，可以帮助身体抵御病菌入侵。当我们的身体流血时，需要血小板出马，帮助止血。

白细胞为什么可以"吃掉"病菌？

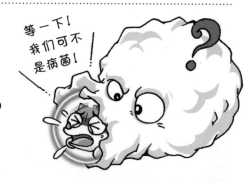

等一下！我们可不是病菌！

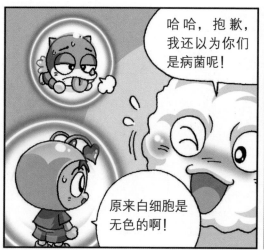

哈哈，抱歉，我还以为你们是病菌呢！

原来白细胞是无色的啊！

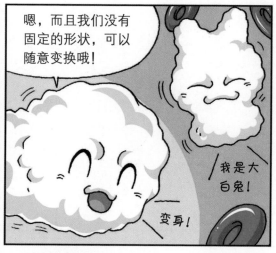

嗯，而且我们没有固定的形状，可以随意变换哦！

我是大白兔！

变身！

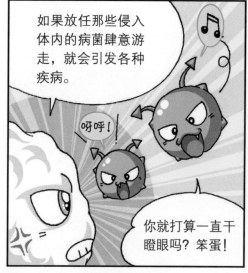

如果放任那些侵入体内的病菌肆意游走，就会引发各种疾病。

呀呼！

你就打算一直干瞪眼吗？笨蛋！

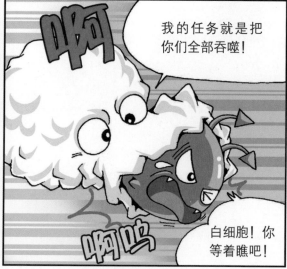

啊啊

我的任务就是把你们全部吞噬！

啊呜

白细胞！你等着瞧吧！

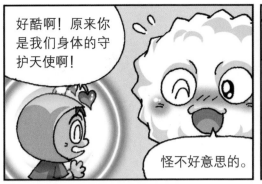

好酷啊！原来你是我们身体的守护天使啊！

怪不好意思的。

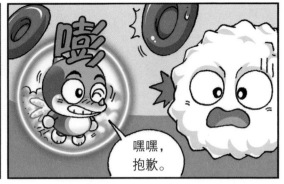

嘿嘿，抱歉。

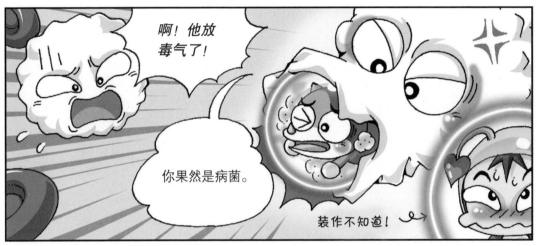

啊！他放毒气了！

你果然是病菌。

装作不知道！

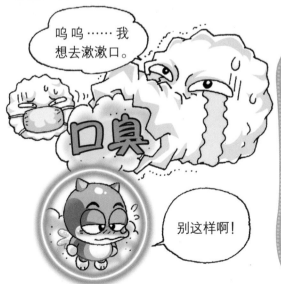

呜呜……我想去漱漱口。

口臭

别这样啊！

白细胞的主要作用是吞噬侵入体内并企图感染其他细胞的病菌，主要功能是防卫。白细胞既没有颜色也没有特定的形状，可以随意变换。正常情况下，白细胞的寿命为7~14天。不仅如此，吞噬了病菌的白细胞会和病菌一起死亡。

关于人体的点点滴滴

什么是巨噬细胞?

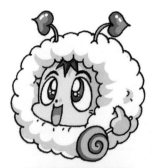

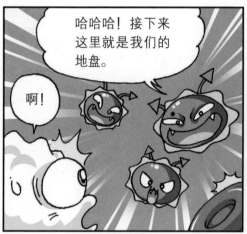

哈哈哈!接下来这里就是我们的地盘。

啊!

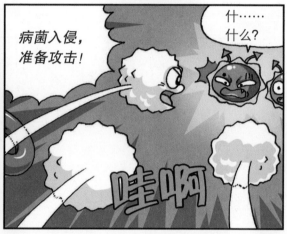

病菌入侵,准备攻击!

什……什么?

哇啊

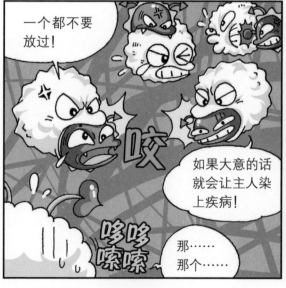

一个都不要放过!

咬

如果大意的话就会让主人染上疾病!

哆哆嗦嗦

那……那个……

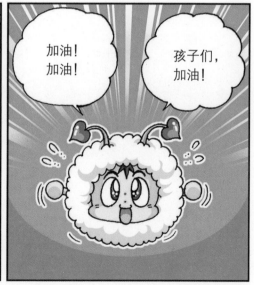

加油!加油!

孩子们,加油!

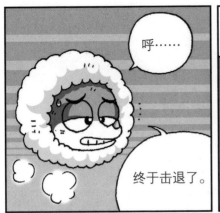

呼……

终于击退了。

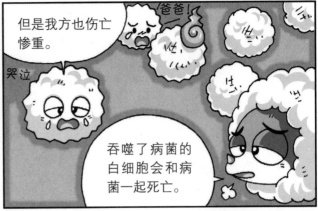

但是我方也伤亡惨重。

哭泣

爸爸！

吞噬了病菌的白细胞会和病菌一起死亡。

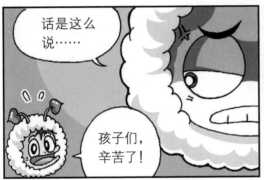

话是这么说……

孩子们，辛苦了！

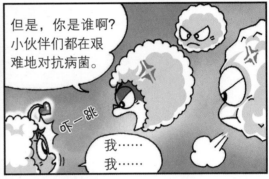

但是，你是谁啊？小伙伴们都在艰难地对抗病菌。

吓一跳

我……我……

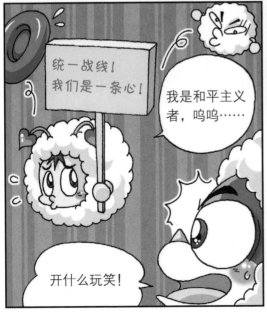

统一战线！我们是一条心！

我是和平主义者，呜呜……

开什么玩笑！

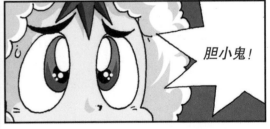

胆小鬼！

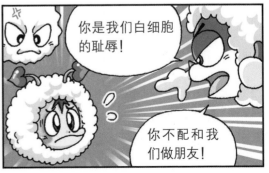

你是我们白细胞的耻辱！

你不配和我们做朋友！

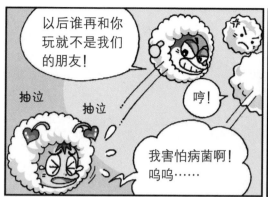

以后谁再和你玩就不是我们的朋友！

哼！

抽泣　　抽泣

我害怕病菌啊！呜呜……

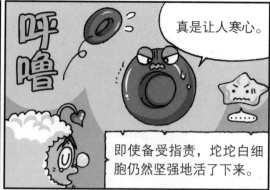

呼噜

真是让人寒心。

即使备受指责，坨坨白细胞仍然坚强地活了下来。

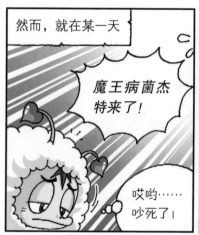

然而，就在某一天

魔王病菌杰特来了！

哎哟……吵死了！

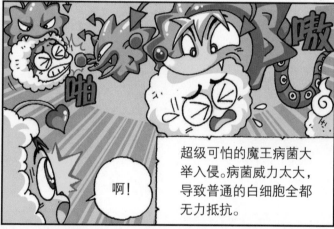

啪

嗷

啊！

超级可怕的魔王病菌大举入侵。病菌威力太大，导致普通的白细胞全都无力抵抗。

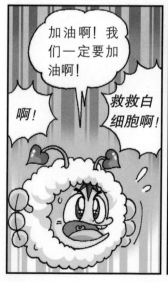

加油啊！我们一定要加油啊！

啊！

救救白细胞啊！

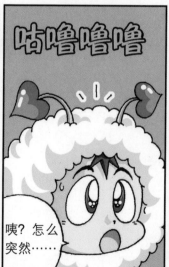

咕噜噜噜

咦？怎么突然……

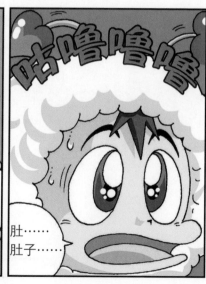

咕噜噜噜

肚……肚子……

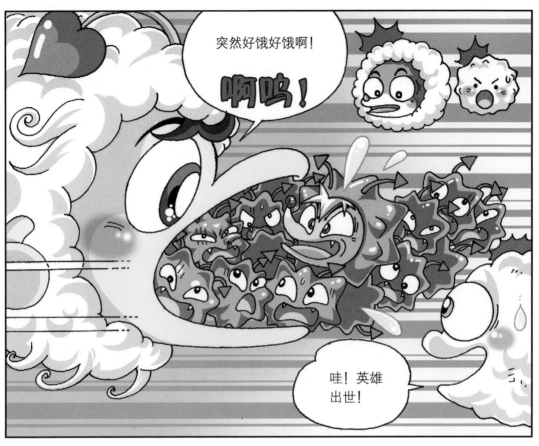

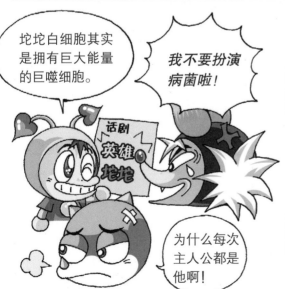

坨坨白细胞其实是拥有巨大能量的巨噬细胞。

话剧 英雄 坨坨

我不要扮演病菌啦!

为什么每次主人公都是他啊!

巨噬细胞属于白细胞的一种,和普通的白细胞一样,主要作用是吞噬病菌。但巨噬细胞可以吞噬大型异物,包括细胞残片和陈旧的红细胞,并且会将吞噬的病菌特性及弱点进行"信息化分析"后传送给人体免疫系统,使人体免疫系统形成抗体。

白细胞越多越好吗？

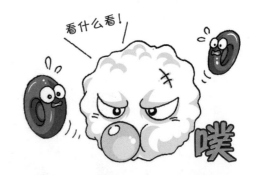

看什么看！

噗

既然白细胞可以吞噬病菌，那就是越多越好咯？

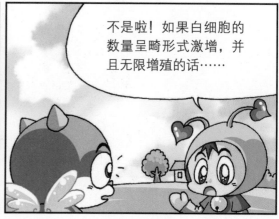

不是啦！如果白细胞的数量呈畸形式激增，并且无限增殖的话……

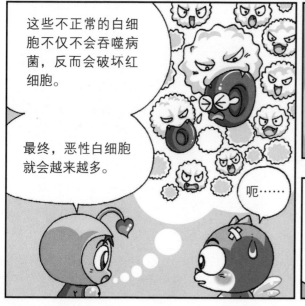

这些不正常的白细胞不仅不会吞噬病菌，反而会破坏红细胞。

最终，恶性白细胞就会越来越多。

呃……

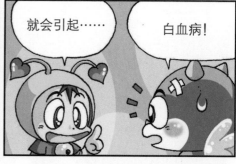

就会引起……

白血病！

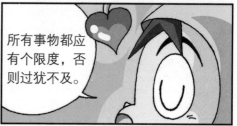

所有事物都应有个限度，否则过犹不及。

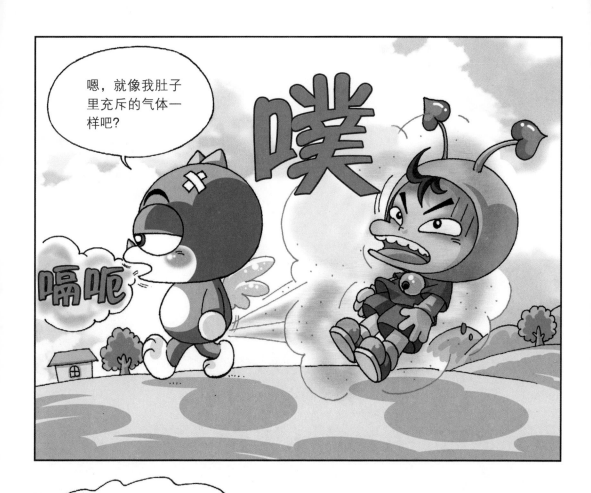

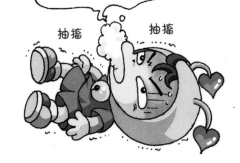

人体骨骼内部有一种叫"骨髓"的组织。骨髓除了有造血功能，可以为人体提供血液外，还有免疫功能。白血病是一种由造血干细胞恶性增殖引起的恶性疾病。白血病细胞是一种幼稚的细胞，因为增殖失控、分化障碍、凋亡受阻等机制在骨髓和其他造血组织中大量增殖累积，并浸润其他非造血组织和器官，同时抑制正常造血功能。所以患者会有贫血、出血、肝脾肿大等症状。

什么是病毒?

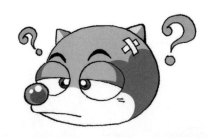

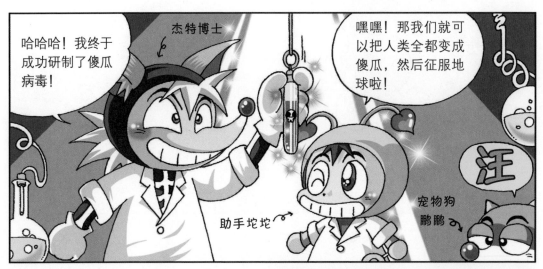

哈哈哈! 我终于成功研制了傻瓜病毒!

杰特博士

嘿嘿! 那我们就可以把人类全都变成傻瓜, 然后征服地球啦!

注

助手坨坨

宠物狗鹏鹏

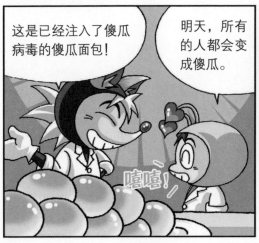

这是已经注入了傻瓜病毒的傻瓜面包!

明天, 所有的人都会变成傻瓜。

嘻嘻!

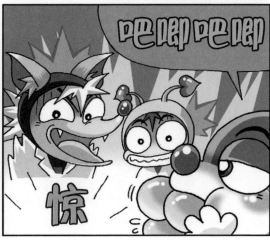

吧唧吧唧

惊

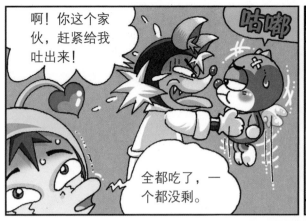

啊！你这个家伙，赶紧给我吐出来！

咕嘟

全都吃了，一个都没剩。

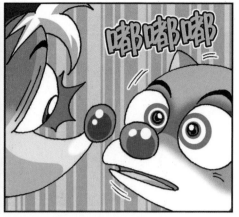

嘟嘟嘟

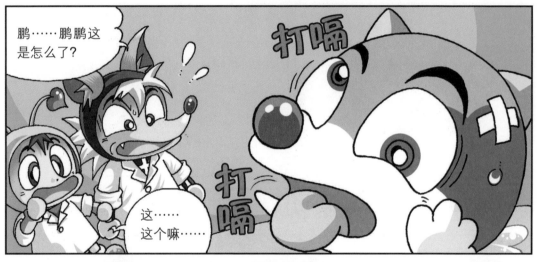

鹏……鹏鹏这是怎么了？

这……这个嘛……

打嗝

打嗝

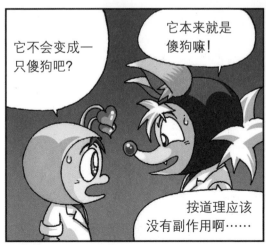

它不会变成一只傻狗吧？

它本来就是傻狗嘛！

按道理应该没有副作用啊……

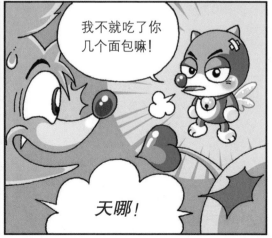

我不就吃了你几个面包嘛！

天哪！

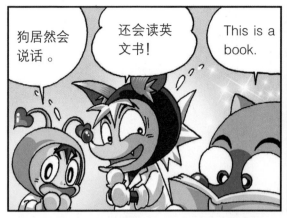

狗居然会说话。

还会读英文书！

This is a book.

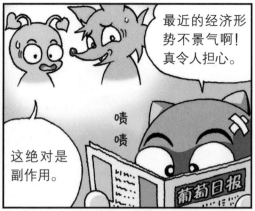

最近的经济形势不景气啊！真令人担心。

这绝对是副作用。

啧啧

葡萄日报

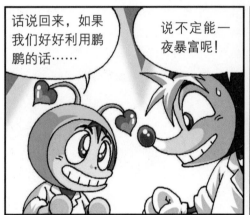

话说回来，如果我们好好利用鹏鹏的话……

说不定能一夜暴富呢！

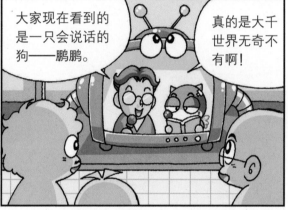

大家现在看到的是一只会说话的狗——鹏鹏。

真的是大千世界无奇不有啊！

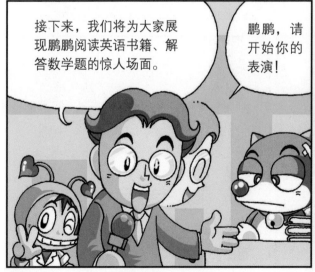

接下来，我们将为大家展现鹏鹏阅读英语书籍、解答数学题的惊人场面。

鹏鹏，请开始你的表演！

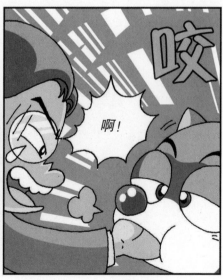

咬

啊！

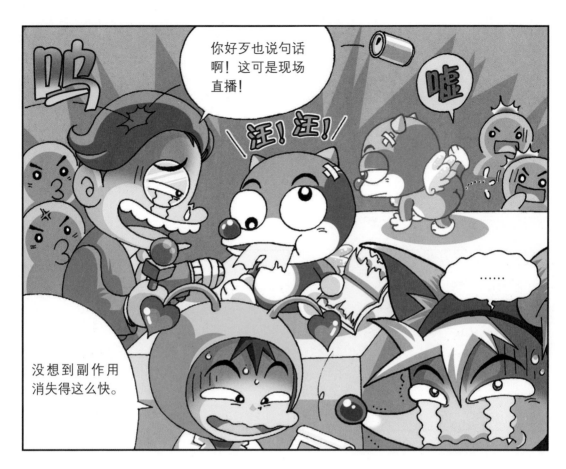

病毒必须寄生在活细胞内并以复制方式增殖。病毒主要由核酸和蛋白质外壳组成，形状、大小各异，大多数要在电子显微镜下才能被观察到。人类历史上由病毒引起的疾病种类很多，例如流感、天花、登革热等，但不是所有病毒都会引发疾病。防止病毒感染的经济且有效的方法是接种疫苗。

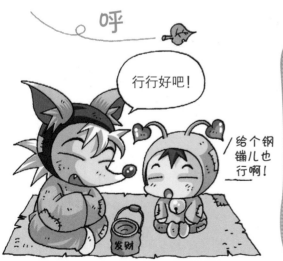

流感病毒为何无法被消灭？

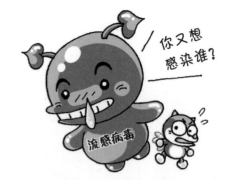

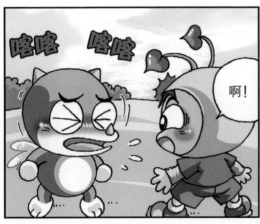

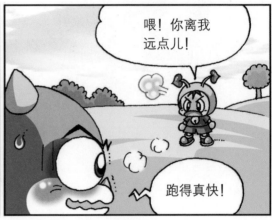

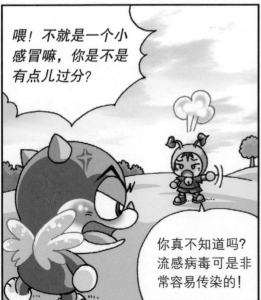

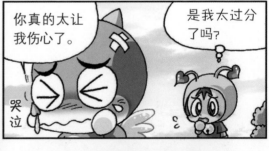

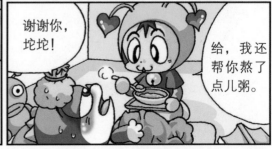

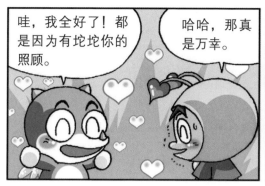

哇，我全好了！都是因为有坨坨你的照顾。

哈哈，那真是万幸。

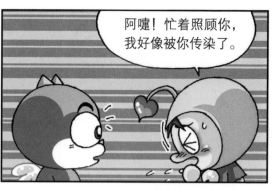

阿嚏！忙着照顾你，我好像被你传染了。

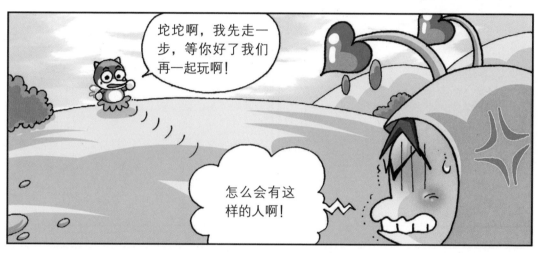

坨坨啊，我先走一步，等你好了我们再一起玩啊！

怎么会有这样的人啊！

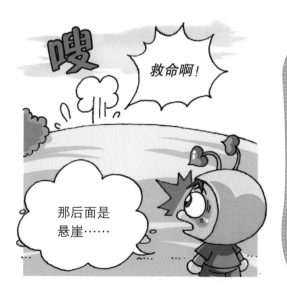

嗖

救命啊！

那后面是悬崖……

人们往往会将感冒和流行性感冒混淆。感冒是一种主要由病毒感染引起的常见病，常伴有鼻塞、打喷嚏、咳嗽、头痛等症状。而流行性感冒是由流感病毒引起的一种传染病，以高热、乏力、全身酸痛等为特征，严重的还会引发肺炎等并发症，且传染性强。流感病毒容易发生变异，但若每年在流行季节前接种一次流感疫苗，则可有效预防流感。

痂是如何形成的？

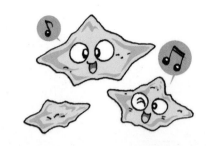

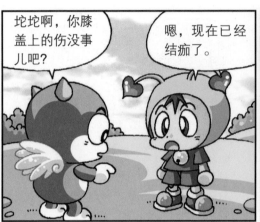

坨坨啊，你膝盖上的伤没事儿吧？

嗯，现在已经结痂了。

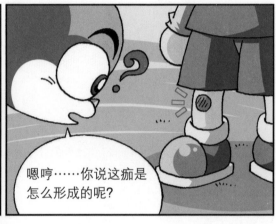

嗯哼……你说这痂是怎么形成的呢？

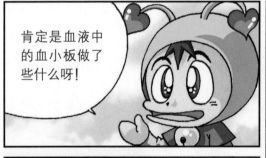

肯定是血液中的血小板做了些什么呀！

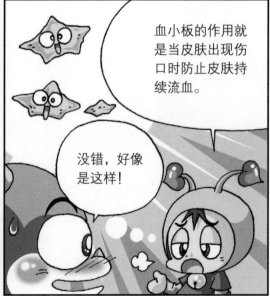

血小板的作用就是当皮肤出现伤口时防止皮肤持续流血。

没错，好像是这样！

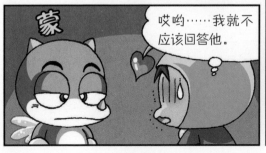

哎哟……我就不应该回答他。

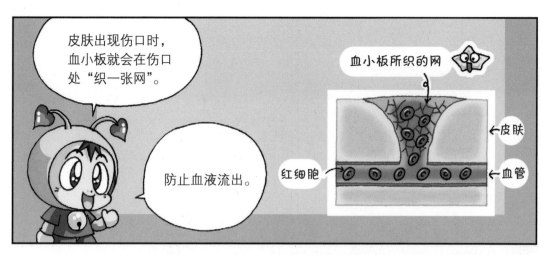

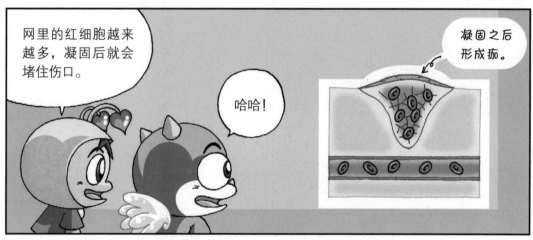

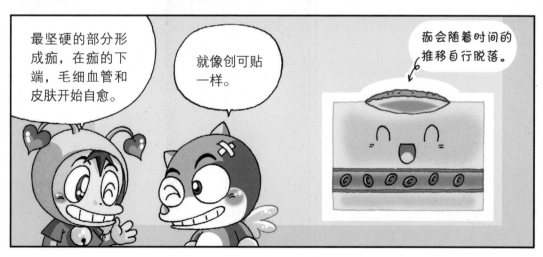

关于人体的点点滴滴

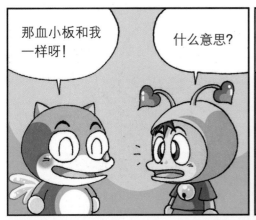

那血小板和我一样呀!

什么意思?

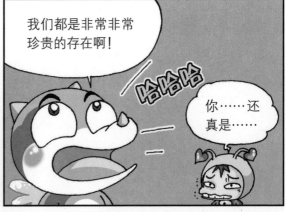

我们都是非常非常珍贵的存在啊!

哈哈哈

你……还真是……

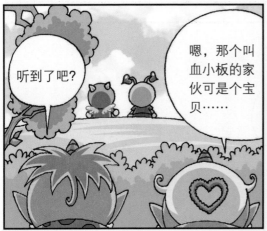

听到了吧?

嗯,那个叫血小板的家伙可是个宝贝……

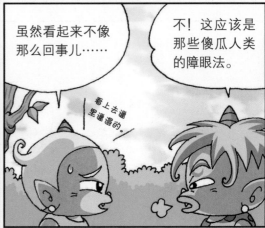

虽然看起来不像那么回事儿……

看上去邋里邋遢的。

不!这应该是那些傻瓜人类的障眼法。

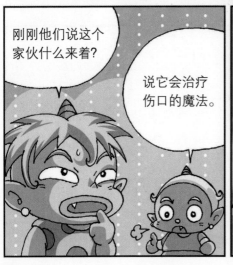

刚刚他们说这个家伙什么来着?

说它会治疗伤口的魔法。

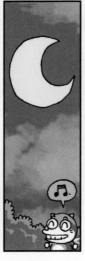

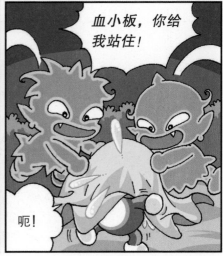

血小板,你给我站住!

呃!

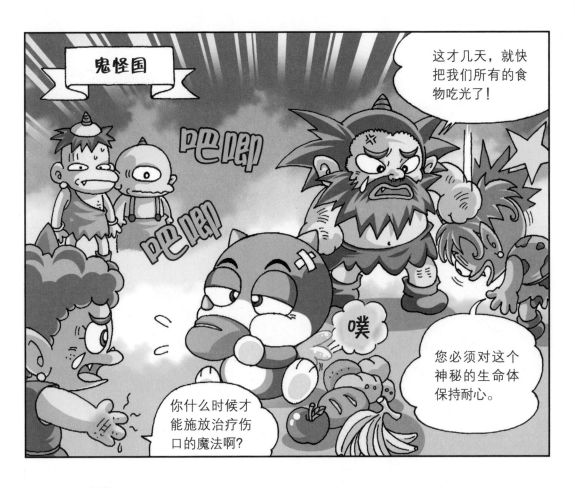

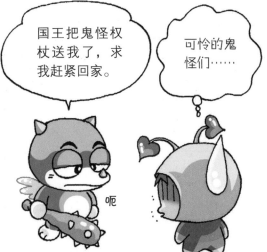

血液中的血小板一般形状不规则，寿命在10天左右。皮肤若出现伤口，细菌极容易通过伤口侵入体内，这时，血小板就会在伤口处织一张网使血液凝固。血液凝固之后结痂，痂在伤口愈合后会自行脱落。血小板在人体内的作用非常大，除了有助于暂时止血外，还可以促进血液循环等。

关于人体的点点滴滴 **163**

人体缺乏维生素 K 会怎样?

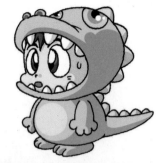

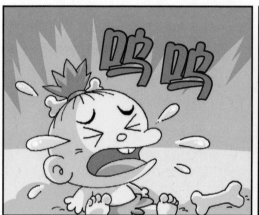

呜呜

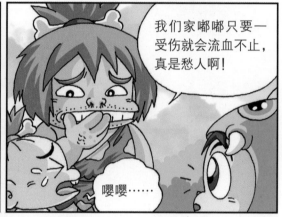

我们家嘟嘟只要一受伤就会流血不止,真是愁人啊!

嘤嘤……

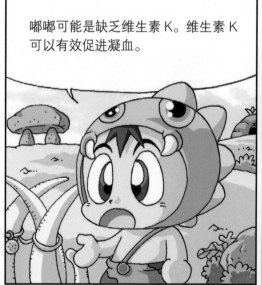

嘟嘟可能是缺乏维生素 K。维生素 K 可以有效促进凝血。

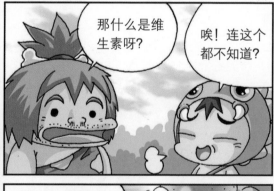

那什么是维生素呀?

唉!连这个都不知道?

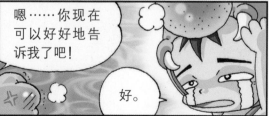

嗯……你现在可以好好地告诉我了吧!

好。

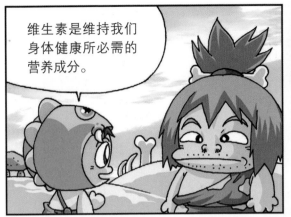

维生素是维持我们身体健康所必需的营养成分。

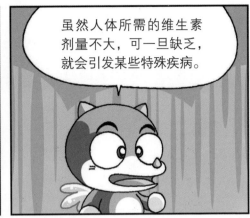

虽然人体所需的维生素剂量不大，可一旦缺乏，就会引发某些特殊疾病。

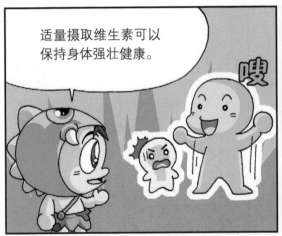

适量摄取维生素可以保持身体强壮健康。

嗖

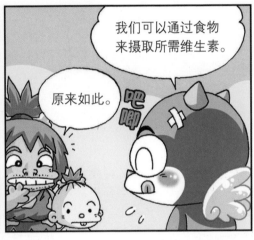

我们可以通过食物来摄取所需维生素。

原来如此。

吧唧

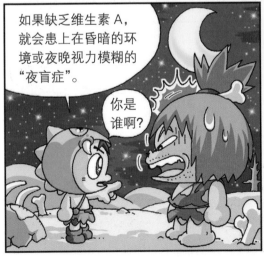

如果缺乏维生素A，就会患上在昏暗的环境或夜晚视力模糊的"夜盲症"。

你是谁啊？

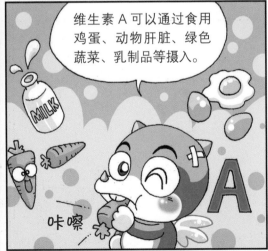

维生素A可以通过食用鸡蛋、动物肝脏、绿色蔬菜、乳制品等摄入。

MILK

A

咔嚓

关于人体的点点滴滴

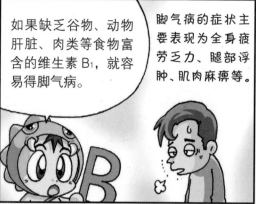

如果缺乏谷物、动物肝脏、肉类等食物富含的维生素B₁，就容易得脚气病。

脚气病的症状主要表现为全身疲劳乏力、腿部浮肿、肌肉麻痹等。

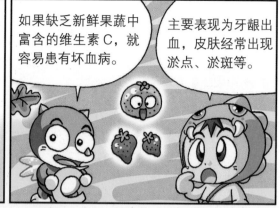

如果缺乏新鲜果蔬中富含的维生素C，就容易患有坏血病。

主要表现为牙龈出血，皮肤经常出现淤点、淤斑等。

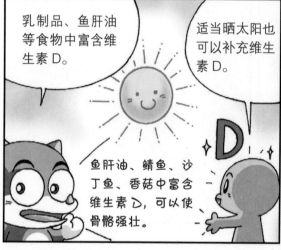

乳制品、鱼肝油等食物中富含维生素D。

适当晒太阳也可以补充维生素D。

鱼肝油、鲭鱼、沙丁鱼、香菇中富含维生素D，可以使骨骼强壮。

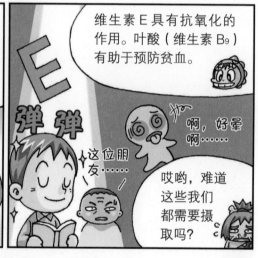

维生素E具有抗氧化的作用。叶酸（维生素B₉）有助于预防贫血。

弹 弹

这位朋友……

啊，好晕啊……

哎哟，难道这些我们都需要摄取吗？

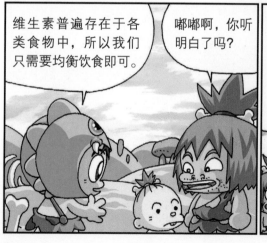

维生素普遍存在于各类食物中，所以我们只需要均衡饮食即可。

嘟嘟啊，你听明白了吗？

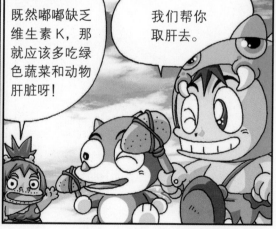

既然嘟嘟缺乏维生素K，那就应该多吃绿色蔬菜和动物肝脏呀！

我们帮你取肝去。

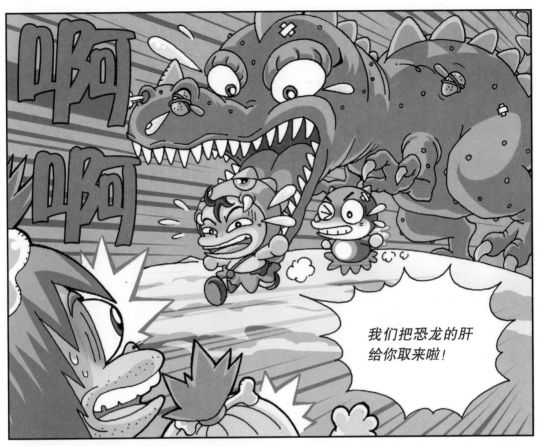

我们把恐龙的肝给你取来啦!

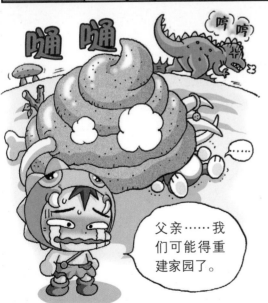

父亲……我们可能得重建家园了。

维生素是人体所必需的营养成分,一般我们通过食物来摄取。维生素K又叫凝血维生素,如果维生素K不足,血液就无法正常凝固,当皮肤出现伤口时容易血流不止。此外,维生素K有助于塑造健康的骨骼。我们可以多食用西蓝花、生菜、菠菜等绿叶蔬菜及鱼肝油、动物肝脏等食物,来补充维生素K。

心脏是如何活动的？

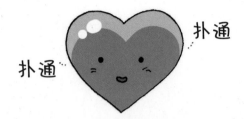

扑通 扑通

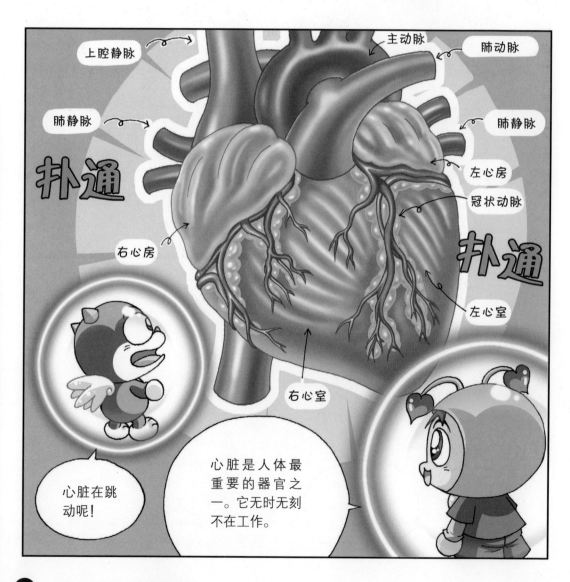

上腔静脉

肺静脉

主动脉

肺动脉

肺静脉

左心房

冠状动脉

扑通

右心房

扑通

左心室

右心室

心脏在跳动呢！

心脏是人体最重要的器官之一。它无时无刻不在工作。

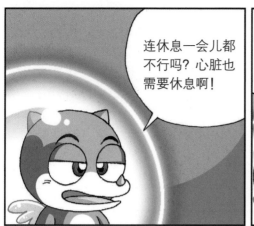

连休息一会儿都不行吗？心脏也需要休息啊！

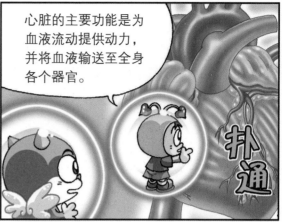

心脏的主要功能是为血液流动提供动力，并将血液输送至全身各个器官。

扑通

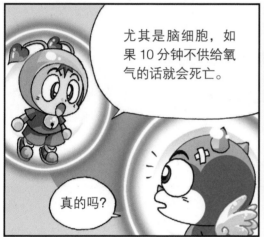

尤其是脑细胞，如果10分钟不供给氧气的话就会死亡。

真的吗？

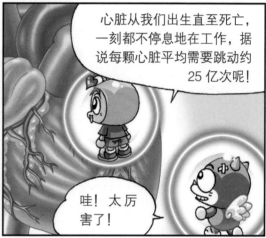

心脏从我们出生直至死亡，一刻都不停息地在工作，据说每颗心脏平均需要跳动约25亿次呢！

哇！太厉害了！

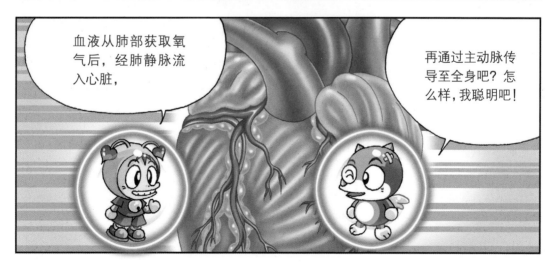

血液从肺部获取氧气后，经肺静脉流入心脏，

再通过主动脉传导至全身吧？怎么样，我聪明吧！

关于人体的点点滴滴

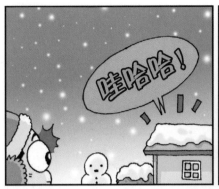

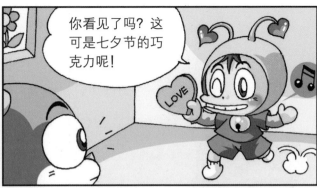

你看见了吗？这可是七夕节的巧克力呢！

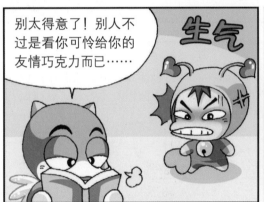

别太得意了！别人不过是看你可怜给你的友情巧克力而已……

生气

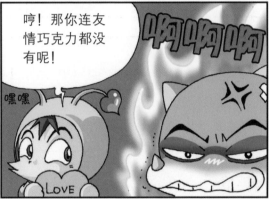

哼！那你连友情巧克力都没有呢！

嘿嘿

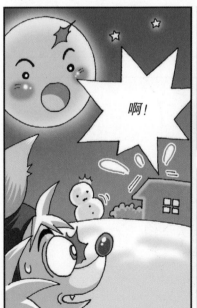

啊！

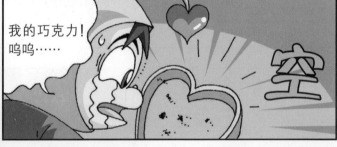

我的巧克力！呜呜……

空

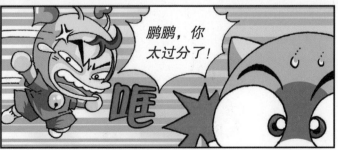

鹏鹏，你太过分了！

唯

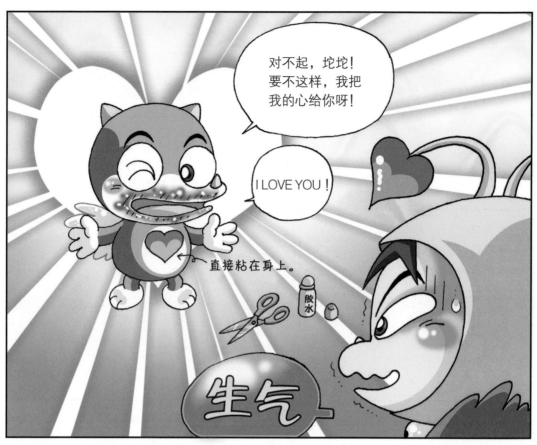

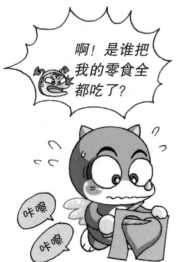

心脏位于人体胸腔中部偏左下方，主要由肌肉组成。心脏主要扮演着血液循环总阀门的角色，平均每分钟就会使血液在全身循环一次。血液循环分为体循环和肺循环，肺循环的过程是：血液通过心脏右侧的右心室经肺动脉进入肺部的肺泡处，经过气体交换后再经过肺静脉流入心脏左侧的左心房。

关于人体的点点滴滴

脉搏为何会跳动?

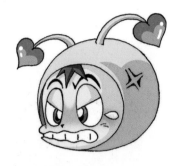

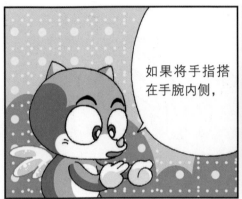

如果将手指搭在手腕内侧,

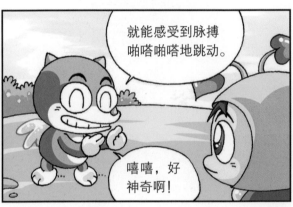

就能感受到脉搏啪嗒啪嗒地跳动。

嘻嘻,好神奇啊!

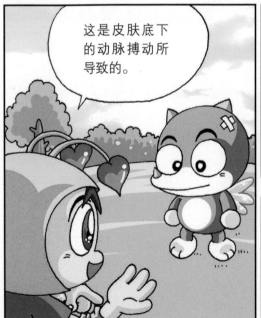

这是皮肤底下的动脉搏动所导致的。

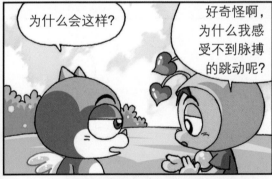

为什么会这样?

好奇怪啊,为什么我感受不到脉搏的跳动呢?

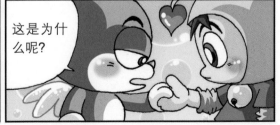

这是为什么呢?

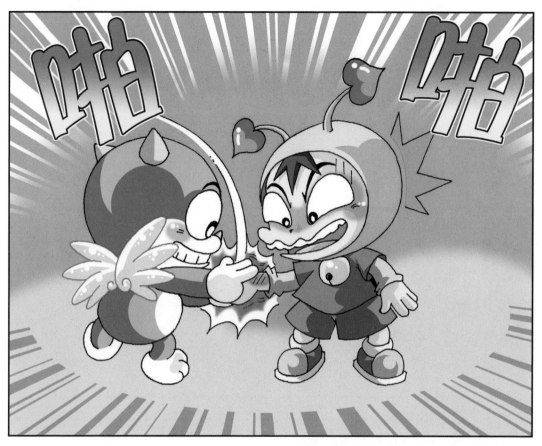

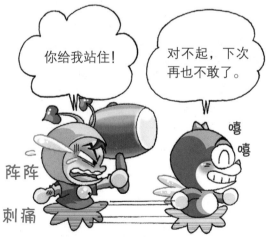

你给我站住!

对不起,下次再也不敢了。

嘻嘻

阵阵

刺痛

血液经由心脏的左心室收缩而挤压流入主动脉,随即传递到全身动脉。当大量血液进入动脉后,动脉压力变大,动脉管径扩张,在靠近体表的动脉经过处可以感受到扩张,这就是脉搏。手腕内侧、颈部等动脉行走位置较为表浅的部位感受较为明显。正常情况下,成人平均每分钟脉搏跳动 60~100 次,运动越激烈,脉搏跳动频率越高。

关于人体的点点滴滴

淋巴细胞真的有超强记忆力吗？

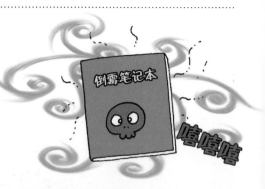

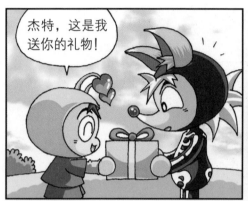

杰特，这是我送你的礼物！

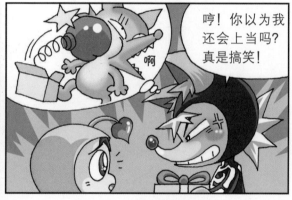

哼！你以为我还会上当吗？真是搞笑！

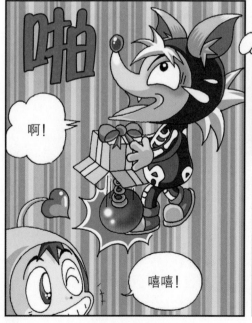

啪

啊！

嘻嘻！

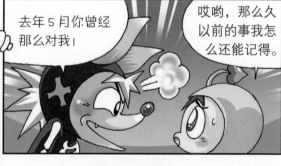

去年5月你曾经那么对我！

哎哟，那么久以前的事我怎么还能记得。

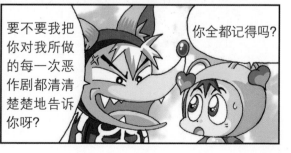

要不要我把你对我所做的每一次恶作剧都清清楚楚地告诉你呀？

你全都记得吗？

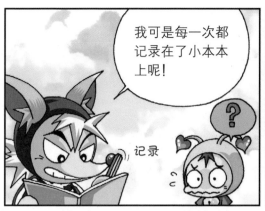

我可是每一次都记录在了小本本上呢!

记录

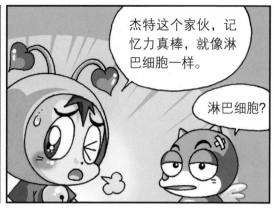

杰特这个家伙,记忆力真棒,就像淋巴细胞一样。

淋巴细胞?

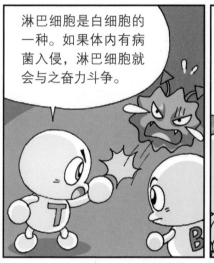

淋巴细胞是白细胞的一种。如果体内有病菌入侵,淋巴细胞就会与之奋力斗争。

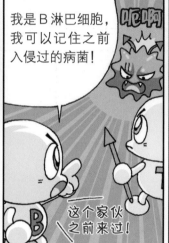

我是B淋巴细胞,我可以记住之前入侵过的病菌!

咆啊

这个家伙之前来过!

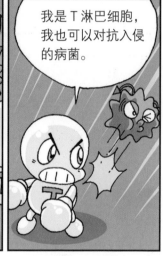

我是T淋巴细胞,我也可以对抗入侵的病菌。

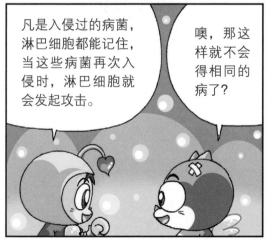

凡是入侵过的病菌,淋巴细胞都能记住,当这些病菌再次入侵时,淋巴细胞就会发起攻击。

噢,那这样就不会得相同的病了?

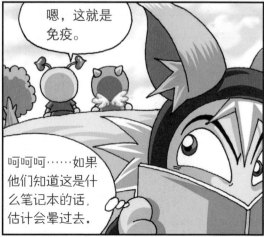

嗯,这就是免疫。

呵呵呵……如果他们知道这是什么笔记本的话,估计会晕过去。

关于人体的点点滴滴

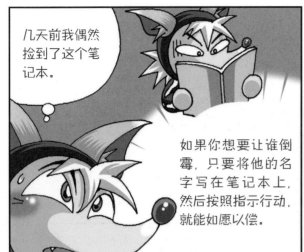

几天前我偶然捡到了这个笔记本。

如果你想要让谁倒霉，只要将他的名字写在笔记本上，然后按照指示行动，就能如愿以偿。

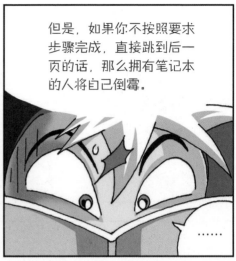

但是，如果你不按照要求步骤完成，直接跳到后一页的话，那么拥有笔记本的人将自己倒霉。

……

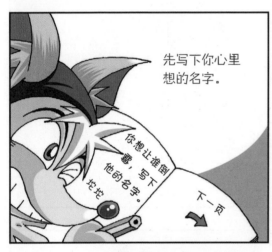

先写下你心里想的名字。

你想让谁倒霉，写下他的名字。

下一页

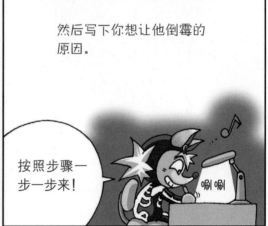

然后写下你想让他倒霉的原因。

按照步骤一步一步来！

嘟嘟

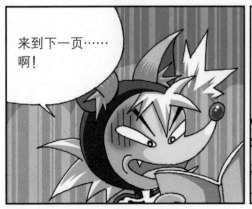

来到下一页……啊！

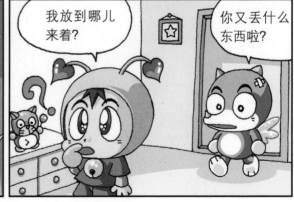

我放到哪儿来着？

你又丢什么东西啦？

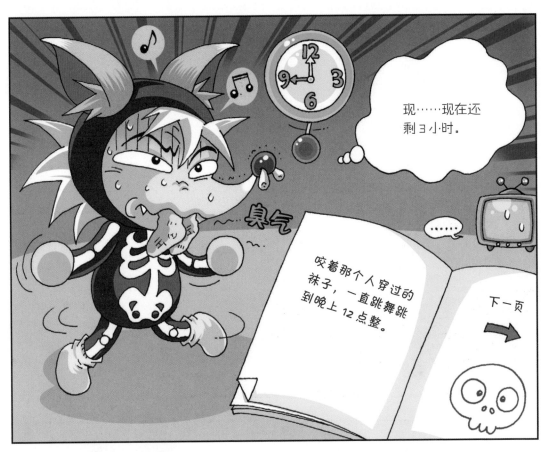

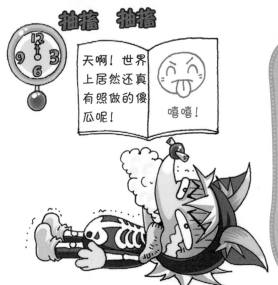

如果病菌入侵体内的话，T淋巴细胞会捕捉病菌的相关信息形成记忆T细胞，并同时产生效应T细胞来攻击病菌。当相同的病菌再次入侵时，记忆T细胞能迅速分化增殖，形成大量效应T细胞，启动更大强度的免疫应答来保护人体。

我们的身体里有"通信网络"吗?

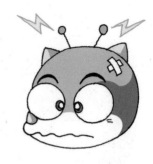

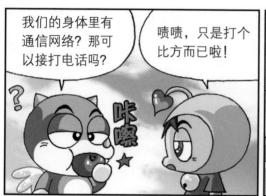

我们的身体里有通信网络?那可以接打电话吗?

啧啧,只是打个比方而已啦!

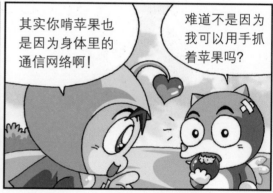

其实你啃苹果也是因为身体里的通信网络啊!

难道不是因为我可以用手抓着苹果吗?

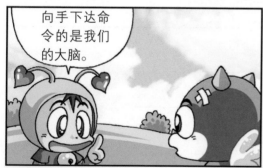

向手下达命令的是我们的大脑。

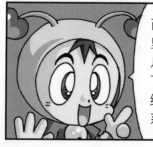

而向大脑传达"这里有苹果"的信息,并且将大脑下达的命令传递给手的却是神经系统。

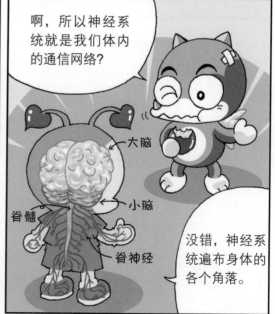

啊,所以神经系统就是我们体内的通信网络?

大脑

小脑

脊髓

脊神经

没错,神经系统遍布身体的各个角落。

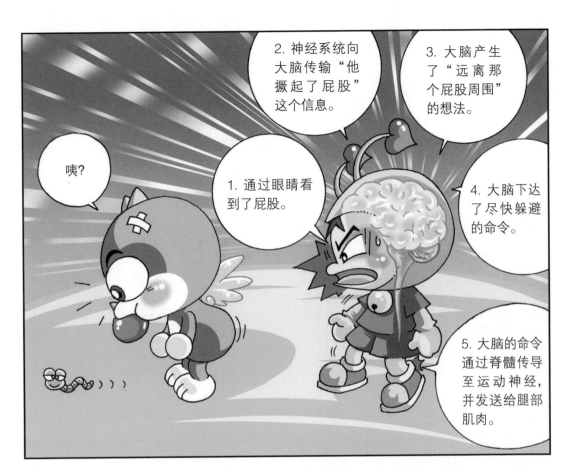

2. 神经系统向大脑传输"他撅起了屁股"这个信息。

3. 大脑产生了"远离那个屁股周围"的想法。

咦?

1. 通过眼睛看到了屁股。

4. 大脑下达了尽快躲避的命令。

5. 大脑的命令通过脊髓传导至运动神经，并发送给腿部肌肉。

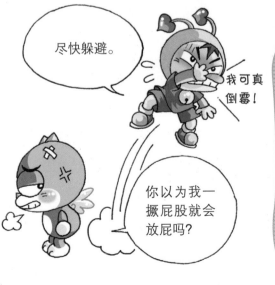

尽快躲避。

我可真倒霉!

你以为我一撅屁股就会放屁吗?

神经系统可以对我们身体所接受到的外界刺激进行反应，并分别做出对应的行为指令。神经系统是一个巨大的网状系统，分为中枢神经系统和周围神经系统。中枢神经系统包括脑和脊髓，正常状态下，脊髓的活动是在脑的控制下进行的。神经元是神经系统结构和功能的基本单位，具有感受刺激和传导神经冲动的功能。

梦魇是什么？

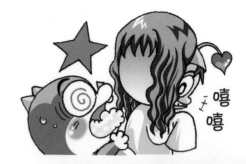

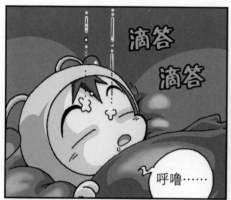

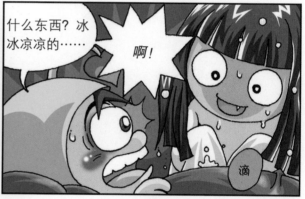

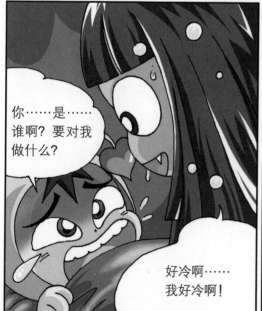

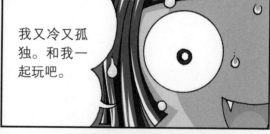

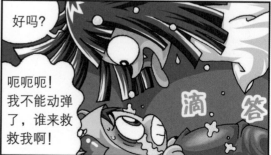

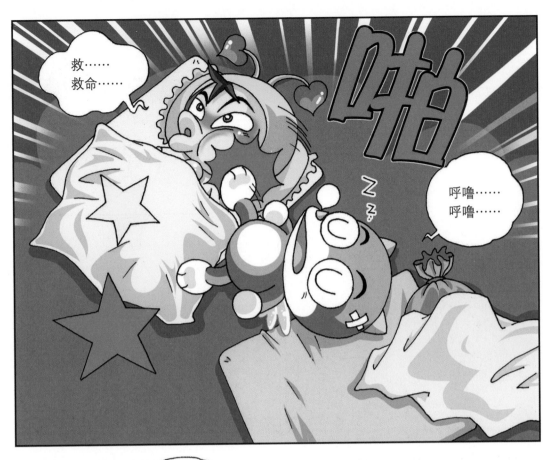

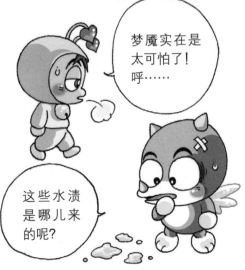

梦魇实在是太可怕了！呼……

这些水渍是哪儿来的呢？

梦魇又称为睡眠麻痹，是指人在入睡后肌肉神经还未清醒，但大脑意识清醒的状态。此时身体无法自由活动，便会产生一种"被什么东西压着"的感觉。梦魇是一种正常的心理现象，和妖魔鬼怪无关。合理安排生活作息、调整睡眠姿势、消除日常恐惧等都可以预防梦魇的产生。

双胞胎真的有心电感应吗？

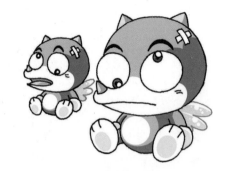

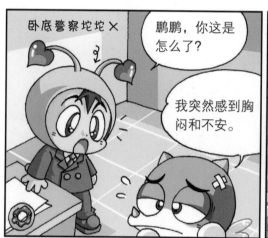

卧底警察坨坨✕

鹏鹏，你这是怎么了？

我突然感到胸闷和不安。

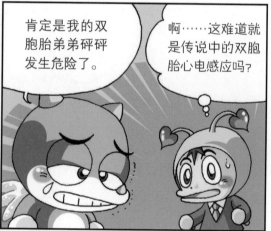

肯定是我的双胞胎弟弟砰砰发生危险了。

啊……这难道就是传说中的双胞胎心电感应吗？

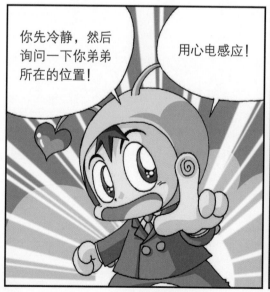

你先冷静，然后询问一下你弟弟所在的位置！

用心电感应！

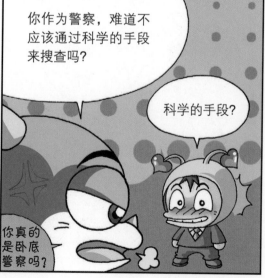

你作为警察，难道不应该通过科学的手段来搜查吗？

科学的手段？

你真的是卧底警察吗？

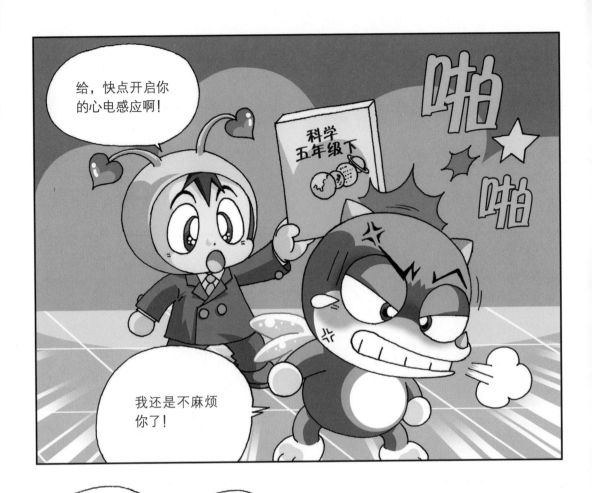

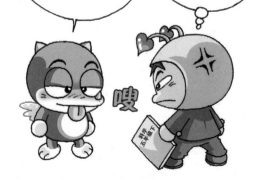

精子和卵细胞相遇后会合二为一成
一个细胞，也就是受精卵。同卵双
胞胎就是一个受精卵分裂成两个，最
终形成两个胚胎个体，所以同卵双
胞胎出生后外貌和性格都十分相似。
异卵双胞胎则是指在受孕时存在两
个卵细胞分别和两个精子结合，然后
分别发育成两个独立的个体。异卵
双胞胎长大后差异比较大，并且可
以为同性也可以为异性。双胞胎之
间存在心电感应是缺乏科学依据的。

关于人体的点点滴滴

什么是人类基因组图谱？

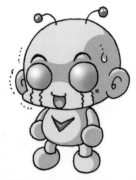

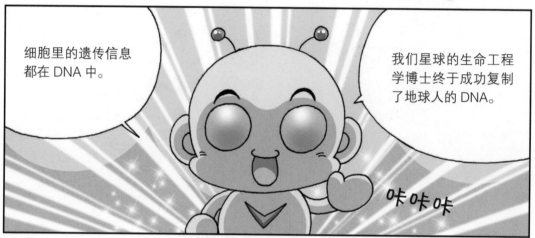

细胞里的遗传信息都在 DNA 中。

我们星球的生命工程学博士终于成功复制了地球人的 DNA。

咔咔咔

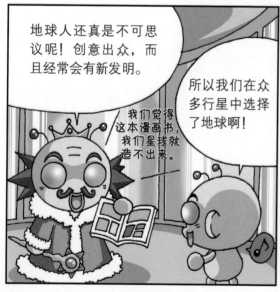

地球人还真是不可思议呢！创意出众，而且经常会有新发明。

我们觉得这本漫画书，我们星球就造不出来。

所以我们在众多行星中选择了地球啊！

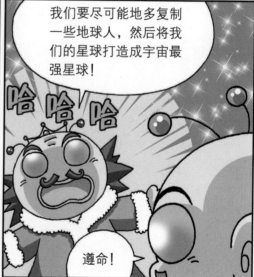

我们要尽可能地多复制一些地球人，然后将我们的星球打造成宇宙最强星球！

哈哈哈

遵命！

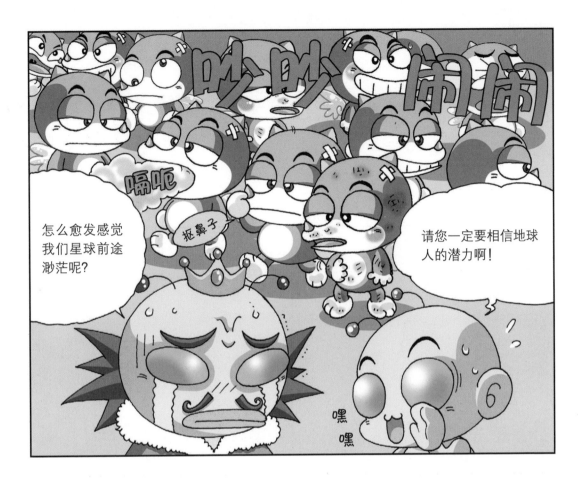

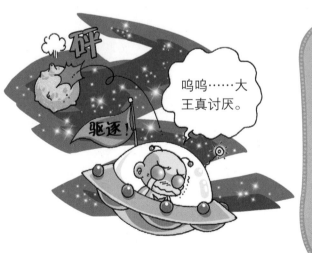

2001 年科学家公布了人类基因组图谱及初步分析结果。基因存在于人体的细胞内。通过了解人类基因的遗传成分，科研人员可以为个人制定相关疾病的治疗方法，也可以制造新的药物，父母也可以了解胎儿是否有遗传缺陷。因此，人类基因组图谱有利于更好地理解遗传学与疾病之间的关系。

尿液中含有糖分的病是什么病？

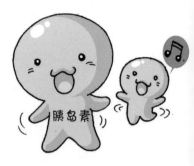

胰岛素

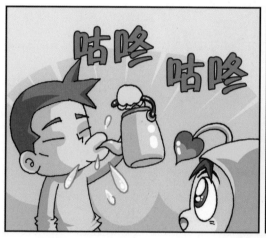

咕咚 咕咚

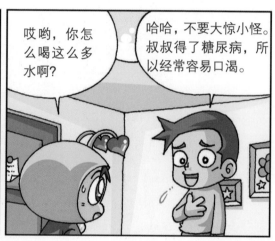

哎哟，你怎么喝这么多水啊？

哈哈，不要大惊小怪。叔叔得了糖尿病，所以经常容易口渴。

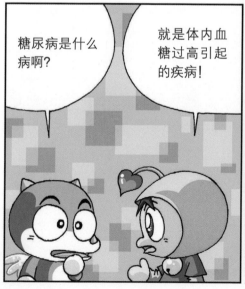

糖尿病是什么病啊？

就是体内血糖过高引起的疾病！

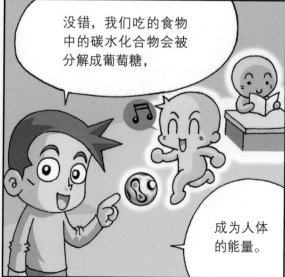

没错，我们吃的食物中的碳水化合物会被分解成葡萄糖，

成为人体的能量。

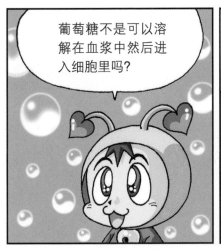

葡萄糖不是可以溶解在血浆中然后进入细胞里吗?

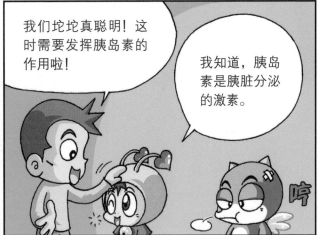

我们坨坨真聪明! 这时需要发挥胰岛素的作用啦!

我知道,胰岛素是胰脏分泌的激素。

哼

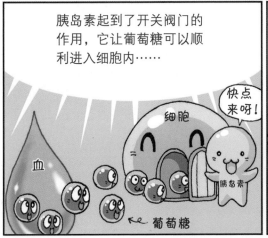

胰岛素起到了开关阀门的作用,它让葡萄糖可以顺利进入细胞内……

快点来呀!

细胞

血

胰岛素

葡萄糖

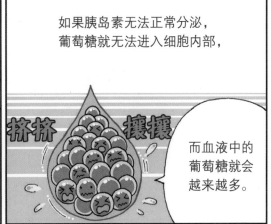

如果胰岛素无法正常分泌,葡萄糖就无法进入细胞内部,

挤挤 攘攘

而血液中的葡萄糖就会越来越多。

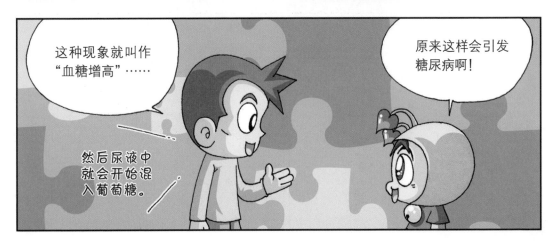

这种现象就叫作"血糖增高"……

然后尿液中就会开始混入葡萄糖。

原来这样会引发糖尿病啊!

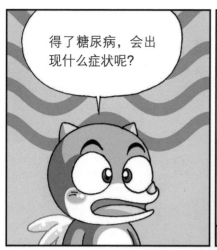

得了糖尿病，会出现什么症状呢？

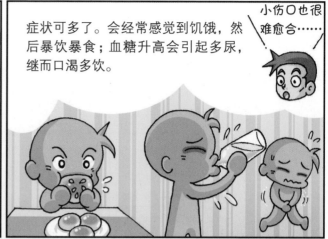

症状可多了。会经常感觉到饥饿，然后暴饮暴食；血糖升高会引起多尿，继而口渴多饮。

小伤口也很难愈合……

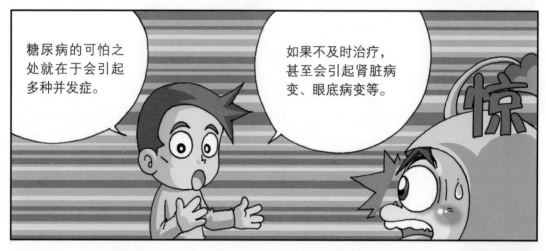

糖尿病的可怕之处就在于会引起多种并发症。

如果不及时治疗，甚至会引起肾脏病变、眼底病变等。

惊

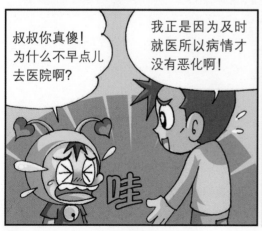

叔叔你真傻！为什么不早点儿去医院啊？

我正是因为及时就医所以病情才没有恶化啊！

哇

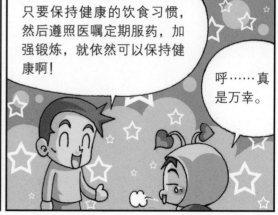

只要保持健康的饮食习惯，然后遵照医嘱定期服药，加强锻炼，就依然可以保持健康啊！

呼……真是万幸。

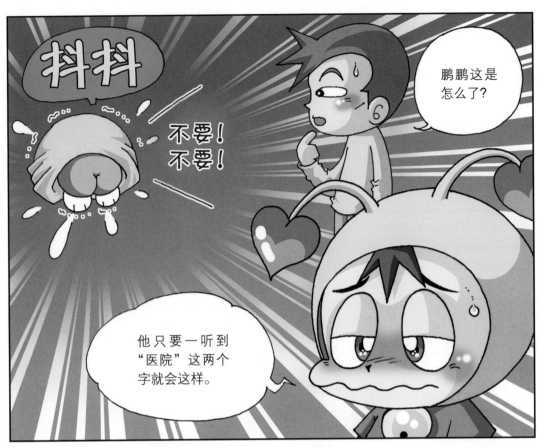

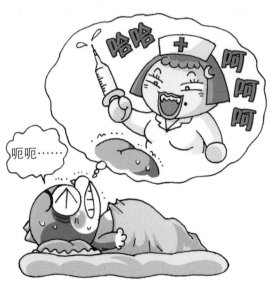

所谓糖尿病，顾名思义，就是尿液中含有葡萄糖，是糖尿病症状之一。血液中的葡萄糖（血糖）含量增多，超过了肾脏吸收葡萄糖的最大程度，就会随尿液排出。尿液增多会带走更多人体内的水分，导致口渴。当人体的胰岛素分泌不足时，会影响细胞对葡萄糖的吸收，从而使患者经常感到饥饿。

有没有可以激发潜力的激素呢？

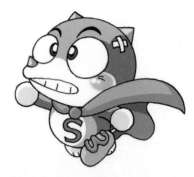

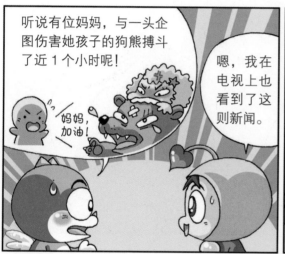

听说有位妈妈，与一头企图伤害她孩子的狗熊搏斗了近1个小时呢！

嗯，我在电视上也看到了这则新闻。

妈妈，加油！

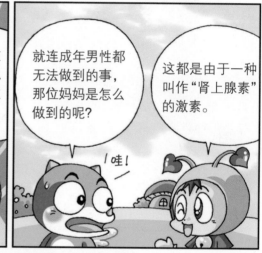

就连成年男性都无法做到的事，那位妈妈是怎么做到的呢？

这都是由于一种叫作"肾上腺素"的激素。

哇！

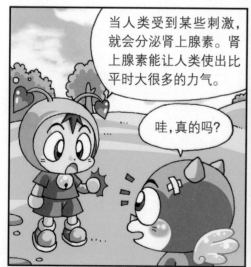

当人类受到某些刺激，就会分泌肾上腺素。肾上腺素能让人类使出比平时大很多的力气。

哇，真的吗？

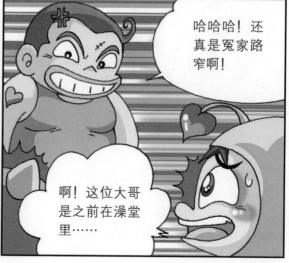

哈哈哈！还真是冤家路窄啊！

啊！这位大哥是之前在澡堂里……

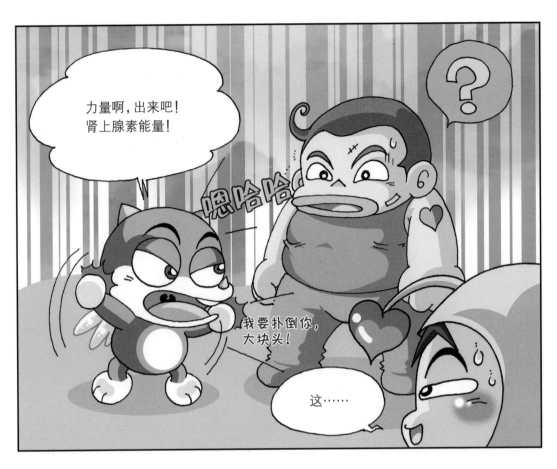

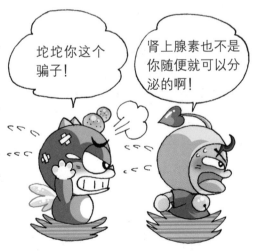

人体的不同部位会分泌不同的激素，每种激素的作用不尽相同。其中，肾上腺素是引起呼吸、血压、脉搏等发生变化的激素。当人类受到某些刺激，产生兴奋、恐惧、紧张等情绪时，肾上腺髓质就会将神经信息转化为激素信息，使心脏收缩力上升，为肌肉和细胞提供更多的养分，为身体活动提供更多能量。

成年男性喉咙上凸起的是什么？

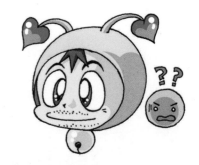

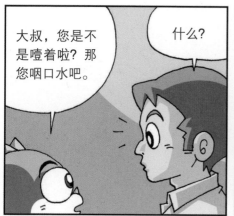

大叔，您是不是噎着啦？那您咽口水吧。

什么？

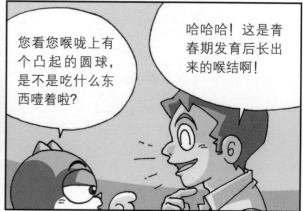

您看您喉咙上有个凸起的圆球，是不是吃什么东西噎着啦？

哈哈哈！这是青春期发育后长出来的喉结啊！

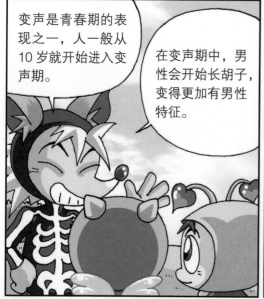

变声是青春期的表现之一，人一般从10岁就开始进入变声期。

在变声期中，男性会开始长胡子，变得更加有男性特征。

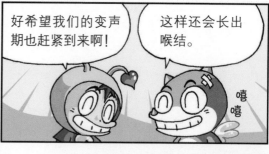

好希望我们的变声期也赶紧到来啊！

这样还会长出喉结。

嘻嘻

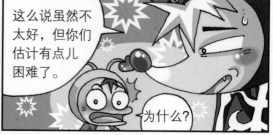

这么说虽然不太好，但你们估计有点儿困难了。

为什么？

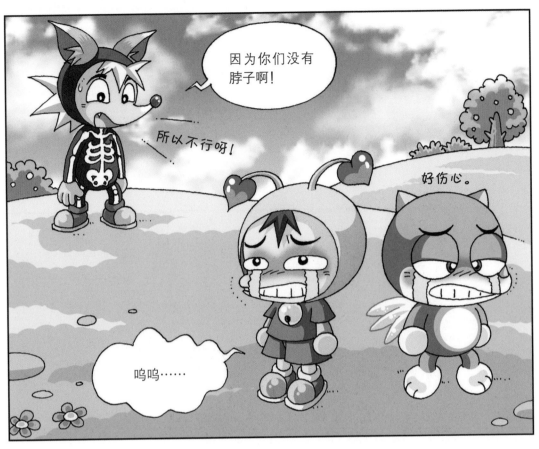

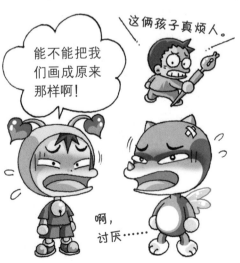

人咽喉部位突起的软骨叫作喉结，男性较女性更加突出。经过变声期的男性，由于雄激素的作用，一般都会发生喉结不同程度地向前突出的现象。在西方传说中，世上首个人类亚当在吃下了被上帝禁止食用的苹果后，因为心怀忐忑，不小心将苹果核也吞下去卡在喉咙里，苹果核就变成了喉结。因此，英语中喉结被称为"亚当的苹果（核）"。

人为什么不能永生?

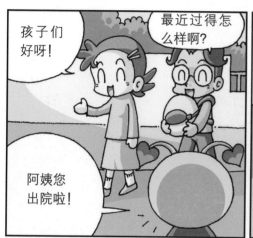

孩子们好呀!

最近过得怎么样啊?

阿姨您出院啦!

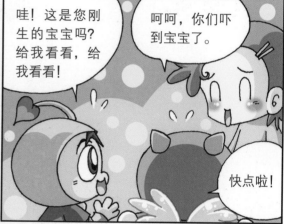

哇!这是您刚生的宝宝吗?给我看看,给我看看!

呵呵,你们吓到宝宝了。

快点啦!

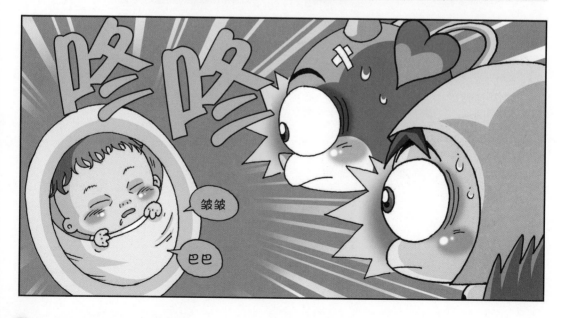

咚咚

皱皱

巴巴

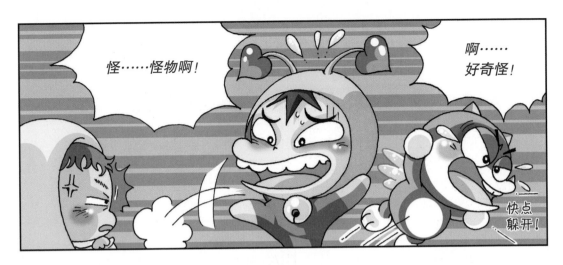

怪……怪物啊！

啊……好奇怪！

快点躲开！

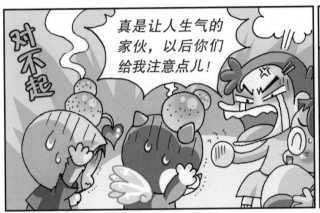

对不起

真是让人生气的家伙，以后你们给我注意点儿！

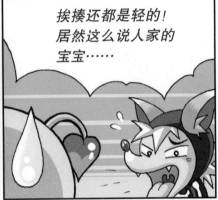

挨揍还都是轻的！居然这么说人家的宝宝……

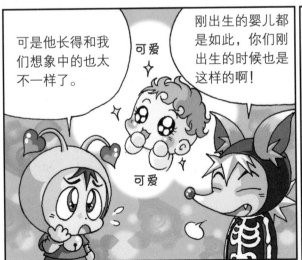

可是他长得和我们想象中的也太不一样了。

可爱

可爱

刚出生的婴儿都是如此，你们刚出生的时候也是这样的啊！

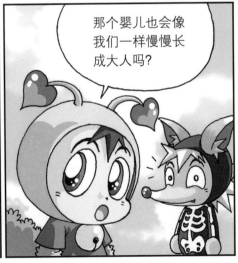

那个婴儿也会像我们一样慢慢长成大人吗？

关于人体的点点滴滴

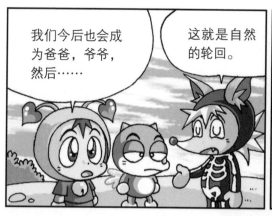

我们今后也会成为爸爸，爷爷，然后……

这就是自然的轮回。

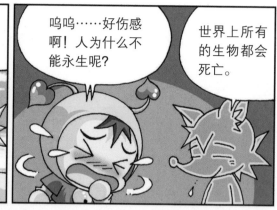

呜呜……好伤感啊！人为什么不能永生呢？

世界上所有的生物都会死亡。

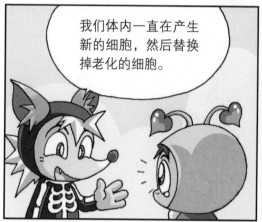

我们体内一直在产生新的细胞，然后替换掉老化的细胞。

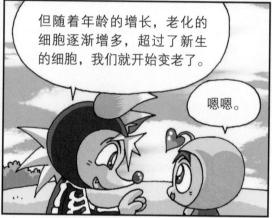

但随着年龄的增长，老化的细胞逐渐增多，超过了新生的细胞，我们就开始变老了。

嗯嗯。

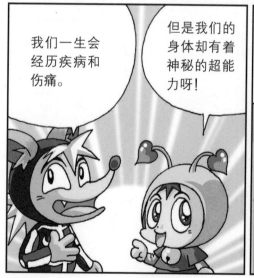

我们一生会经历疾病和伤痛。

但是我们的身体却有着神秘的超能力呀！

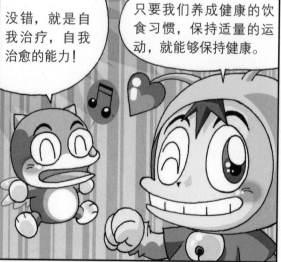

没错，就是自我治疗，自我治愈的能力！

只要我们养成健康的饮食习惯，保持适量的运动，就能够保持健康。

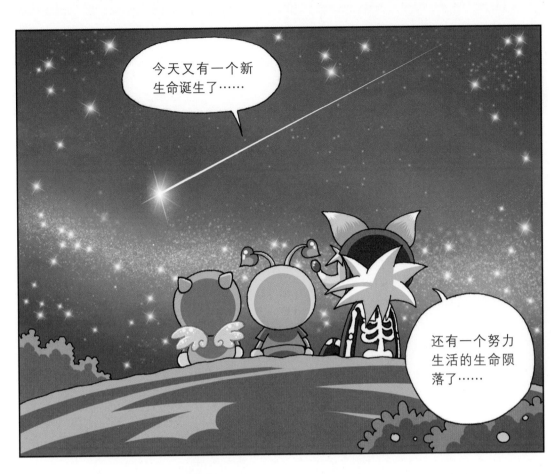

今天又有一个新生命诞生了……

还有一个努力生活的生命陨落了……

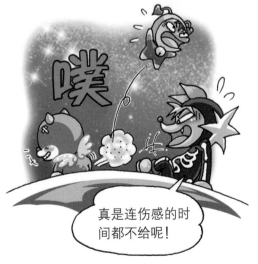

噗

真是连伤感的时间都不给呢！

人体一直在产生新的细胞，然后替换掉老化的细胞。但随着年龄的增长，人体新生细胞的能力下降，老化的细胞逐渐增多。当老化的细胞数量超过了新生的细胞，这时人体就开始老化。死亡是所有生命体都必须要面对的事情，所以为了健康活着，应该无时无刻不爱惜自己的身体。

关于人体的点点滴滴

骨骼里面都有些什么？

骨是支撑人体、保护人体内脏的重要器官。颅骨将脑部结实地包围着，保护着脑；胸骨和肋骨包围着心脏、胃、肝等器官，保护着内脏。骨的主要成分是含有钙和磷等的无机盐，此外还包括蛋白质和水等。人幼年时的骨骼中含有很多胶原蛋白，但随着年龄的增长，骨骼内的碳酸钙逐渐增多，骨骼会逐渐变得坚硬。

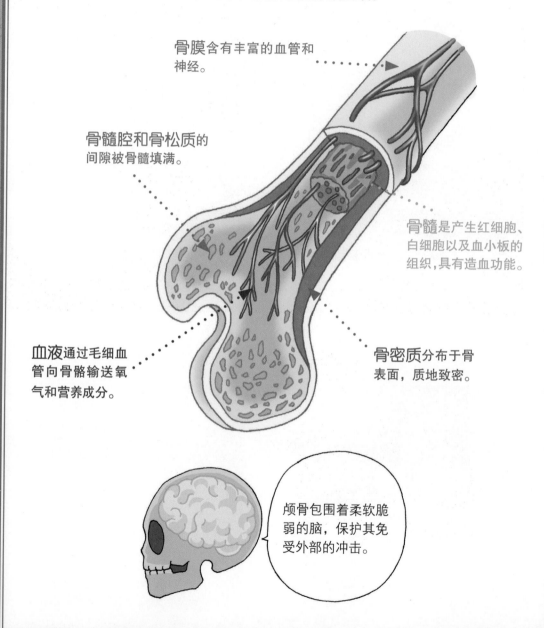

骨膜含有丰富的血管和神经。

骨髓腔和骨松质的间隙被骨髓填满。

骨髓是产生红细胞、白细胞以及血小板的组织，具有造血功能。

血液通过毛细血管向骨骼输送氧气和营养成分。

骨密质分布于骨表面，质地致密。

颅骨包围着柔软脆弱的脑，保护其免受外部的冲击。

●各种各样的关节可以帮助我们更好地变换各种姿势，自如行动。

屈戌关节

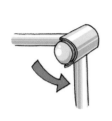 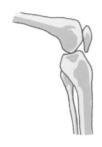 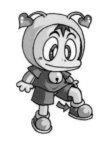

就如门闩上的铰链一般，屈戌关节能上下做屈伸运动，但是它无法左右移动。手的指间关节和膝关节都属于屈戌关节。

球窝关节

 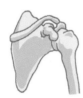 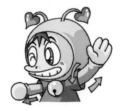

肩胛骨和肱骨通过球窝关节相连接，球窝关节是既能屈伸又能旋转，还能向多个方向转动的关节。

寰枢关节

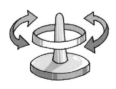

寰枢（第1枢椎）

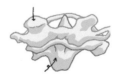

第2枢椎

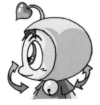

一块骨头是另一块骨头旋转的轴，使得另一块可以围绕其旋转。我们的头之所以可以左右转动，正是因为寰枢与第2枢椎之间由寰枢关节相连接。

细菌与病毒
有什么不一样？

为什么被细菌或病毒感染后会发烧？伤口愈合时为什么会结痂……小朋友们，这些问题的答案，都能在《儿童百问百答 62 疾病与细菌》中找到。